Cursus Latinus Medicinalis
Lateinisches Lehrbuch für Mediziner

Cursus Latinus Medicinalis

Lateinisches Lehrbuch für Mediziner

von einem Autorenkollektiv
in der Sektion Fremdsprachen
an der Humboldt-Universität Berlin

VEB Verlag Enzyklopädie Leipzig

Autoren:
Liselotte Ahrens, Jochen Bruß, Dr. Anton Orlt, Ilse Schneider

---

Cursus Latinus medicinalis : latein. Lehrbuch für Mediziner / von e. Autorenkollektiv in d. Sekt. Fremdsprachen an d. Humboldt-Univ. Berlin. - 6., unveränd. Aufl. - Leipzig : Verlag Enzyklopädie, 1987. - 220 S.

ISBN 3-324-00248-6

NE: Universität ⟨Berlin, DDR⟩ / Sektion Fremdsprachen

ISBN 3-324-00248-6

6., unveränderte Auflage
© VEB Verlag Enzyklopädie Leipzig, 1987
Verlagslizenz Nr. 434 - 130/213/87
Printed in the German Democratic Republic
Grundschrift: Times-Antiqua
Satz: INTERDRUCK Graphischer Großbetrieb Leipzig - III/18/97
Druck und Einband: IV/2/14 VEB Druckerei „Gottfried Wilhelm Leibniz",
4450 Gräfenhainichen
LSV 0884
Best.-Nr. 575 925 6
00980

Vorwort

Die allgemeine Entwicklung der medizinischen Wissenschaft brachte es mit sich, daß auch das Medizinstudium neu gestaltet werden mußte. Das führte bei einer Reihe von Spezialfächern zu einer einschneidenden Kürzung der im bisherigen Studienplan vorgesehenen Stundenzahl, von der auch die lateinischen Sprachkurse betroffen wurden.

Unter diesen neuen Gegebenheiten ist das bisher bei Medizinstudenten benutzte Lehrbuch, die „Lingua Latina Medicinalis", deren Ziel das Latinum ist, nur noch bedingt verwendbar. Daher wurde mit dem vorliegenden „Cursus Latinus Medicinalis" ein neues Lehrmaterial erarbeitet, das bei strengster Fachgebundenheit nur noch das unbedingt notwendige sprachliche Grundwissen, vor allem aus dem Bereich der Anatomie, bieten will. Dafür waren folgende Gesichtspunkte maßgebend:

1. Vermittlung eines umfangreichen medizinischen Vokabulars, bei dem die Substantive und Adjektive dominieren, die Verben aber nur dann berücksichtigt werden, wenn von ihnen Termini abgeleitet wurden, die für die medizinische Fachsprache wichtig sind.

2. Einführung in die Wortbildungslehre und Erläuterung des Aufbaus und der Funktion der anatomischen Nomenklatur.

3. Anleitung zu einer exakten und sprachlich korrekten Anwendung der Termini.

Das Lehrbuch ist in *22 Lektionen* aufgeteilt. Diese bestehen aus einfachen *Einzelsätzen*, die keinerlei syntaktische Schwierigkeiten enthalten. Inhaltlich bieten die Sätze den Lernstoff der Anatomie, der so zugleich durch das lateinische Lehrbuch gefestigt wird.

Den Einzelsätzen folgen jeweils *Übungen*, bei denen das Schwergewicht auf Deklinationen, Wortbildung und Übersetzungen einzelner Termini liegt, um eine sichere Beherrschung der Fachsprache zu erreichen.

Die Anordnung des Stoffes in den Lektionen folgt dem im allgemeinen üblichen Aufbau der anatomischen Vorlesungen. Deshalb werden z. B. bereits in der ersten Lektion neben den Substantiven der a-Deklination die Adjektive der i-Deklination auf -alis bzw. -aris behandelt, weil solche Adjektive gleich zu Beginn der Anatomievorlesung bei der Behandlung der Wirbelsäule auftreten.

Das *Vokabular* umfaßt knapp 800 Vokabeln, zu denen noch über 400 erschlossene hinzukommen, so daß der Medizinstudent am Ende des Cursus Latinus Medicinalis 1200 Vokabeln aus seiner Fachsprache kennt. Auch die griechischen Wortelemente sind mit Rücksicht auf ihre Häufigkeit in

Vorwort

der medizinischen Fachsprache mit erfaßt. Da der Stoff der einzelnen Lektionen zunächst speziell der Anatomie entnommen ist, sind zur organischen Erweiterung des Wortschatzes am Ende des Vokabelverzeichnisses der einzelnen Lektionen Termini aus den klinischen Fächern angefügt, die mit einem der vorher behandelten Wörter zusammengesetzt sind.

Auf Grund der in der „Lingua Latina Medicinalis" gemachten guten Erfahrungen sind auch im „Cursus Latinus Medicinalis" die entsprechenden Termini aus den modernen Fremdsprachen angegeben. Anschließend an den Vokabelteil ist der grammatische Stoff der einzelnen Lektionen in einer kurz gefaßten *Formenlehre* dargestellt.

Das neue Lehrbuch wurde von einem Autorenkollektiv der Sektion Fremdsprachen der Humboldt-Universität Berlin im Auftrag der Fachkommission Latein beim Ministerium für das Hoch- und Fachschulwesen erarbeitet, deren Mitglieder Frau Dozent Dr. habil. Becher, Leipzig, Herr Enke, Jena, die Herren Dr. Hirsch und Richter, Halle, Herr Dr. Richter, Rostock, und Frau Pawulin, Greifswald, in zahlreichen Beratungen wertvolle Ratschläge und Hinweise auf Grund ihrer eigenen Erfahrungen gegeben haben. Dafür sei ihnen auch an dieser Stelle gedankt.

Berlin, im Januar 1971   Die Verfasser

Inhaltsverzeichnis

5	Vorwort
8	Übersicht über den Inhalt der Lektionen
10	Abkürzungsverzeichnis
13	Erster Teil: Aufbau der Termini und Wortbildung
35	Zweiter Teil: Lektionen I–XXII (Sätze und Übungen)
65	Dritter Teil: Wörterverzeichnis zu den Lektionen I–XXII
143	Vierter Teil: Formenlehre zu den Lektionen I–XVI, XXII
181	Fünfter Teil: Lateinisch-griechische Synonyma
194	Sechster Teil: Lateinisch-deutsches Wörterverzeichnis
219	Literaturverzeichnis und Verzeichnis der benutzten Wörterbücher

Übersicht über den Inhalt der Lektionen

Nr.	Formenlehre	Wortbildungslehre
I	a-Dekl.: 3. Pers. Sing. u. Plur. Ind. Präs. Akt. und Inf. Präs. Akt. der a- und e-Konjugation	Suffix -alis (-aris)
II	a-Dekl.: griechische Substantive; Ind. Präs. Akt. aller Konjugationen	–
III	o-Dekl.: m.; Ind. Imperf. Akt. aller Konjugationen	Substantivum mobile; Präfixe inter-, sub-
IV	o-Dekl.: n.; Adjektive der o- und a-Dekl.	zusammengesetzte Adjektive; Suffix -osus
V	Ind. Präs. Pass. aller Konjugationen	Suffix -icus; Präfixe infra-, supra-
VI	i-Dekl.: Substantive	Deminutive
VII	i-Dekl.: lat. und griech. Adjektive; Part. Präs. Akt. aller Konjugationen	mit mult(i)- zusammengesetzte Adjektive
VIII	Part. Perf. Pass.; Ind. Perf. und Plusquamperf. Pass. aller Konjugationen	Suffix -atus
IX	u-Dekl.: vom Part. Perf. Pass. abgeleitete Substantive	–
X	u-Dekl.: m. und n.; e-Dekl.	Suffix -eus
XI	kons. Dekl.: m.	Suffixe -tor (-sor, -xor), -tura (-sura, -xura), -torius (-sorius)
XII	kons. Dekl.: f.	Suffix -tio (-sio, -xio); mit ad-, ex-, in-, re- präfigierte Verben
XIII	kons. Dekl.: n.	Suffix -tas
XIV	kons. Dekl.: m., f., n. (Ausnahmen)	Suffix -itis

Nr.	Formenlehre	Wortbildungslehre
XV	gemischte Dekl.; Zahlen	Präfix prae-; vom Part. Perf. Pass. abgeleitete Substantive der u-Dekl.
XVI	Komparation der Adjektive	–
XVII	Adjektive und Substantive mit lateinischem Präfix	Suffix -inus Präfixe retro-, semi-
XVIII	Adjektive und Substantive mit griechischem Präfix	Präfixe epi-, hypo-, meso-, para-
XIX	zusammengesetzte Substantive	Suffix -arius
XX	Adjektive und Substantive mit Suffixen	mit a- oder ab- präfigierte Verben
XXI	Part. Präs. Akt.; Part. Perf. Pass.;	Suffixe -formis, -ivus, -tudo
XXII	Adverb; Imperative; 3. Pers. Sing. und Plur. Konj. Präs. Akt. und Pass.; Gerundium und Gerundivum	Suffix -ideus

Abkürzungsverzeichnis

1. Allgemeine und grammatische Abkürzungen

Abl.	Ablativ	m.	masculinum
adj.	adjektivisch	n.	neutrum
Adv.	Adverb	Nom.	Nominativ
Akk.	Akkusativ	od.	oder
anat.	anatomisch	Part.	Partizip
arab.	arabisch	Pass.	Passiv
attr.	attributiv	Perf.	Perfekt
b.	bei	Pers.	Person
betr.	betreffend	pharm.	pharmazeutisch
bzw.	beziehungsweise	pl.	pluralis
chir.	chirurgisch	Plur.	Plural
Dat.	Dativ	Plusquamperf.	Plusquamperfekt
dopp.	doppelt	präd.	prädikativ
E	Englisch	Präs.	Präsens
eigtl.	eigentlich	R	Russisch
etw.	etwas	Rez.	Rezept
f.	femininum	S.	Seite
F	Französisch	sg.	singularis
Fut.	Futur	Sing.	Singular
gem.	gemischt	stomat.	stomatologisch
Gen.	Genitiv	Subst.	Substantiv
gr(iech).	griechisch	subst.	substantivisch
Imperf.	Imperfekt	u.	und
Ind.	Indikativ	urspr.	ursprünglich
Inf.	Infinitiv	v.	von
jmd.	jemand	vet.	veterinärmedizinisch
Konj.	Konjunktiv	vgl.	vergleiche
Konjug.	Konjugation	WB.	Wortbildung
kons.	konsonantisch	z. B.	zum Beispiel
lat.	lateinisch		

2. Anatomische Abkürzungen

A.	Arteria		Arterie
Aa.	Arteriae		Arterien
ant.	anterior/ius		vordere
Art.	Articulatio		Gelenk

Artt.	Articulationes	Gelenke
Gl.	Glandula	Drüse
Gll.	Glandulae	Drüsen
inf.	inferior/ius	untere
Lig.	Ligamentum	Band
Ligg.	Ligamenta	Bänder
M.	Musculus	Muskel
Mm.	Musculi	Muskeln
N.	Nervus	Nerv
Nn.	Nervi	Nerven
Nl.	Nodus lymphaticus	Lymphknoten
Nll.	Noduli lymphatici	Lymphknoten
Nc.	Nucleus	Kern
post.	posterior/ius	hintere
Proc.	Processus	Fortsatz
R.	Ramus	Ast, Zweig
Rr.	Rami	Äste, Zweige
Rec.	Recessus	Vertiefung, Einbuchtung
sup.	superior/ius	obere
Tr.	Tractus	Zug, Strang
V.	Vena	Vene
Vv.	Venae	Venen

ERSTER TEIL:

Aufbau der Termini und Wortbildung

1. Aufbau der Termini

In der medizinischen Fachsprache unterscheiden wir **Einwort-** und **Mehrworttermini**, wobei die zweite Gruppe dominiert. **Einworttermini** sind eindeutige Begriffe, die keines erklärenden Zusatzes bedürfen, wie z. B. Ulna (Elle), Radius (Speiche), Carpus (Handwurzel), Lien (Milz). Bei **Mehrworttermini** (sie können bis zu sechs Glieder umfassen) erfährt der Grundbegriff eine Konkretisierung durch Adjektive, die bestimmte Merkmale bezeichnen (Beschaffenheit, Zugehörigkeit, Lage, Richtung). Bei Muskelnamen erfolgt die nähere Bestimmung vielfach durch Hinzufügung eines Substantivs zum Grundwort Musculus. Bei der mündlichen lateinischen Wiedergabe der Muskelbezeichnungen ist es üblich, auf das Grundwort Musculus zu verzichten, z. B. der Depressor, der Flexor.
Der größte Teil der medizinischen Termini spiegelt also Abhängigkeitsverhältnisse zwischen Substantiven und Adjektiven wider. Oft wird das Abhängigkeitsverhältnis der einzelnen Glieder im Terminus auch durch die Verwendung eines Genitivs ausgedrückt.
Bei der richtigen Entschlüsselung eines mehrgliedrigen Fachausdruckes kommt es darauf an, den Ausdruck grammatisch zu analysieren, d. h., zunächst die zum Grundwort unmittelbar gehörenden grammatischen Einheiten, die im Nominativ stehen, zu ermitteln, von denen dann gegebenenfalls Genitive abhängig zu machen sind.
Die folgenden Schemata geben einen Überblick über die Möglichkeiten der Struktur von Mehrworttermini. Zum besseren Verständnis der verwendeten Termini sind die auf das Grundwort zu beziehenden Terminusteile durch den Druck kenntlich gemacht.

Schema 1: Zweigliedrige Termini

Subst.	Adj.	Subst.	Subst. (Gen.)
Vertebra	thoracica		
Musculus		masseter	
Angulus			sterni

Erläuterungen:

1. Das Grundwort „Vertebra" wird durch das im gleichen Kasus stehende Adjektiv „thoracica" näher bestimmt.
Übersetzung: **Brustwirbel**

2. Das Grundwort „Musculus" erfährt durch das im gleichen Kasus stehende Substantiv „masseter" seine Konkretisierung.
Übersetzung: **Kaumuskel**

3. Das Grundwort „Angulus" erhält durch einen angefügten Genitiv seine genauere Bestimmung.
Übersetzung: **Brustbeinwinkel** = Winkel des Brustbeins

4. In ähnlichen Beziehungen stehen auch die Glieder der 3- bis 6-gliedrigen Termini zueinander.

Schema 2: Dreigliedrige Termini

Subst.	Adj.	Subst.	Subst. (Gen.)	Subst. (Gen.)	Adj.	Adj. (Gen.)
Musculus	longus		colli			
Musculus		erector	spinae			
Crista			musculi	supinatoris		
Foramen			venae			cavae
Linea			nuchae		inferior	
Musculus	palmaris				brevis	

Schema 3: Viergliedrige Termini

Subst.	Adj.	Subst.(Gen.)	Adj.
Arcus	tendineus	musculi	solei
Facies	articularis	acromialis	claviculae
Musculus	flexor	digitorum	brevis
Musculus	depressor	anguli	oris
Musculus	depressor	labii	inferioris
Bursa	synovialis	infrapatellaris	profunda

Schema 4: Fünfgliedrige Termini

Subst.	Adj.	Adj.	Subst.(Gen.)	Adj.(Gen.)
Facies	articularis	anterior	dentis	axis
Bursa	synovialis	subtendinea	musculi	infraspinati
Musculus	flexor	brevis	digiti	minimi

Schema 5: Sechsgliedrige Termini

Subst.	Adj.	Subst.(Gen.)	Adj.(Gen.)	Subst.(Gen.)	Adj.
Bursa	synovialis	musculi	teretis	majoris	subtendinea
Musculus	abductor	digiti	minimi	manus	brevis

Es gibt auch vereinzelte Termini, die unter Verwendung von Präpositionen und Konjunktionen gebildet sind:
Spina **supra** meatum u. ä.
Facies articularis calcanea anterior **et** media u. ä.

...ällen bezeichnet das Suffix auch die **Funktion** oder die **Ähnlich**-

zum Hören dienend
zum Sehen dienend
kugelähnlich

Bildungen sind:

zum Herzen bzw. Mageneingang gehörend
zur Bauchhöhle gehörend
zur Weiche gehörend
zum Gesäß gehörend (Ve)

Die Grundbedeutung dieses Suffixes lautet „**versehen mit**"; oft „**-förmig**" übersetzt. Das Suffix wird an den Wortstock, bei ... der konsonantischen und u-Deklination an den Stamm an-

...i-atus   mit Blättern besetzt
...pit-atus   mit einem Kopf versehen
...cu-atus   bogenförmig

Bildungen dieser Gruppe sind eine Reihe von Partizipien des ...fektstammes, z. B.:

gekreuzt   striatus   gestreift
gefaltet   vallatus   umwallt (VIIIc)

...as Suffix gibt in seiner Grundbedeutung den **Stoff** an, aus dem ...t. Anatomisch dient es häufiger zur Bezeichnung der **Zugehö**- ...wird an den Wortstock/-stamm eines Substantivs angefügt:

...orn-eus   hornig, aus Horn bestehend, verhornt
...haryng-eus   zum Rachen gehörend

...gibt es auch die **Ähnlichkeit** in der Farbe und der materiellen ...eit an:

aschgrau   vitreus   gläsern, glasähnlich

- membran-**aceus**   hautähnlich, häutig
- cut-**aneus**   zur Haut gehörend

Suffix -eus in erweiterter Form gebraucht. (Xc)

Mit dem Suffix werden vom Partizip Perfekt Passiv Adjektive der Grundbedeutung „**dienend zu**", „**betreffend**":

...otum – mot-orius   der Bewegung dienend
...sum – sens-orius   die Sinnesorgane betreffend

...cessum – accessorius   **hinzukommend** (XIg)

2. Wortbildung

Vorbemerkungen:

1. Bei den in den folgenden Erklärungen behandelten Suffixen werden die jeweils häufigsten Bedeutungen, speziell aus dem Bereich der Anatomie, berücksichtigt.
2. Es werden Grundbedeutungen der Suffixe genannt; von ihrer Aufschlüsselung nach Bedeutungsschattierungen wurde abgesehen.
3. Die Hinweise auf den Substantivstamm als Bildungselement beziehen sich im allgemeinen auf Wörter der konsonantischen Deklination; bei Substantiven mit vokalischem Stammauslaut wird der Wortstock als Bildungselement bevorzugt.
4. In der Praxis erfolgt die Übersetzung der abgeleiteten Adjektive oft in vereinfachter Form und drückt dann die Bedeutung des Suffixes nicht mehr voll aus (z. B. Vertebra cervicalis = Halswirbel).
5. Die Reihenfolge in der Behandlung der Suffixe ergibt sich aus dem Auftreten entsprechender abgeleiteter Vokabeln im Text der Lektionen und in den Übungen.
6. Die Zahlen in Klammern verweisen auf den Übungsteil der Lektion, in der das Suffix bzw. Präfix zum ersten Mal geübt wird.

1. Adjektivbildung mit Suffix

1.1. -ālis, -āris: Das Suffix bezeichnet die **Zugehörigkeit**. Es wird an den Wortstock/-stamm eines Substantivs angefügt:

vertebra – vertebr-alis   zum Wirbel gehörend
cervix – cervic-alis   zum Hals gehörend

Enthält die vorausgehende Silbe schon ein „l", wird das Suffix -āris verwendet:

clavicula – clavicul-aris   zum Schlüsselbein gehörend

aber:
lien – lien-alis
lingua – lingu-alis
pulmo – pulmon-alis

Zur Bedeutung der Zugehörigkeit:
Die durch das Suffix -ālis, -āris angegebe[ne ...]
das im Terminus vorhandene Subjekt selb[st ...]
Vertebra cervicalis   der [...]
(= Vertebra cervicis)

Die Zugehörigkeit kann aber auch die Ve[...]
nicht genannten Bezugspunkt ausdrücken:
Incisura costalis   der zur Rippe gehö[rende]
     Einschnitt **am Brust**[...]
Facies temporalis   die zum Schläfenbe[...]
     weisende) Fläche de[...]
Hiatus aorticus   der zur Aorta gehö[rende]
     Schlitz **am Zwerchfe**[ll]

Eine einfache Genitivbeziehung kann Objek[...]
Foramen venae cavae die Öffnung **für die** [...]
Es ist also bei der Übersetzung der eine Z[...]
jektive bzw. von Termini mit einer Geniti[v ...]
anatomische Sachverhalt zu berücksichtigen[...]

Das Suffix gibt u. a. noch folgende Bedeutu[ngen]:
Richtungsbezeichnungen:
dorsalis   rückenwärts   vent[ralis]
Ähnlichkeit im Aussehen:
ovalis   eiförmig, oval

1.2. -ōsus: Das Suffix bezeichnet in der [...] oder die **Fülle**. Es wird an den Wortstock [...] gefügt:

fibra   – fibr-osus   faser[...]
adeps, adipis – adip-osus   fettre[ich]

Oft gibt es auch eine **Ähnlichkeit** in der Be[schaffenheit]:
mucosus   schle[imig]
petrosus   felsig[...]
spinosus   dornt[...]

1.3. -icus: Das Suffix bezeichnet in seiner a[...] die **Zugehörigkeit**. Es findet sich vornehmli[ch bei grie]chische Substantive zurückgehen, und wird [...] gefügt:

colon   – col-icus   zum [...]
hepar, hepatis – hepat-icus   zur L[...]

In einigen [...]
keit:
acusticus
opticus
sphaericus

Besondere [...]
cardiacus
coeliacus
iliacus
ischiadicu[s]

1.4. -ātus[:]
wird es m[...]
Substantiv[...]
gefügt:
folium – f[...]
caput – [...]
arcus – [...]

Scheinbar [...]
passiven [...]
cruciatus
plicatus

1.5. -eus:
etwas bes[...]
rigkeit. E[...]
cornu [...]
pharynx [...]
Außerde[m ...]
Beschaffe[nheit]
cinereus

aber:
membran[...]
cutis
Hier ist [...]

1.6. -ōriu[s]
abgeleite[...]
movere –
sentire –

aber:
accedere

1.7. -īnus/-ānus: Die Suffixe bezeichnen die **Zugehörigkeit** oder die **Ähnlichkeit** in der Form, der Art oder der Beschaffenheit. Sie werden an den Wortstock/-stamm von Substantiven angefügt:

palatum – palat-inus	zum Gaumen gehörend	
anser – anser-inus	gänseartig	
mons – mont-anus	zum Berg gehörend	(XVIId)

1.8. -ārius: Das Suffix gibt eine **allgemeine Beziehung** oder eine **Ähnlichkeit** in der Form an. Es wird an den Wortstock eines Substantivs angefügt:

urina – urin-arius   den Harn betreffend, für den Harn bestimmt
costa – cost-arius   rippenähnlich

Auch die **Zugehörigkeit** kann durch dieses Suffix ausgedrückt werden:

transversarius   zum Querfortsatz (Processus transversus) gehörend
   (XIXe)

1.9. -īvus: Vom Perfektstamm Passiv werden mit dem Suffix Adjektive abgeleitet, die eine **Möglichkeit, Fähigkeit** oder **Bestimmung** ausdrücken:
audire – auditum – audit-ivus   zum Hören bestimmt   (XXIg)

1.10. -fŏrmis: Das zur Adjektivbildung verwendete Suffix hat die Bedeutung „-förmig". Zwischen Wortstock/-stamm des Substantivs und dem Suffix wird ein „i" eingeschoben:

pirum – pir-i-formis   birnenförmig
falx   – falc-i-formis   sichelförmig

aber:
vermi-formis   wurmförmig   (XXIh)

1.11. -ideus: Das Suffix bezeichnet die **Ähnlichkeit**; oft wird es mit „-förmig" übersetzt. Es findet Verwendung bei der Adjektivableitung von griechischen Substantiven:

corona – coron-o-ideus   kronenartig, -förmig
pteryx – pteryg-o-ideus   flügelähnlich, -förmig
thyreos – thyr(e)-o-ideus   schildähnlich (aber auch: zu etwas Schildähnlichem **gehörend**)

Der o-Einschub bei den Adjektiven ist zu beachten!   (XXIId)

Anmerkung: Im Interesse einer für den Benutzer leichteren Verständlichkeit wurde auf die Berücksichtigung sprachwissenschaftlicher Zusammenhänge zwischen den Suffixen **-eus** und **-ideus** hier verzichtet.

1.12. -bilis: Das Suffix dient zur Bildung von Adjektiven, die auf Verben zurückgehen. In seiner Grundbedeutung bezeichnet es die **Möglichkeit**:
sanare – sana-bilis   heilbar
movere – mo-bilis   beweglich

Erster Teil: Aufbau der Termini und Wortbildung

1.13. -fer (-fera, -ferum): Das Suffix hat die Bedeutung „**-bringend**" (von ferre = tragen, bringen). Zwischen Stock bzw. Stamm des Substantivs und Suffix wird ein „i" eingeschoben:
somnus – somn-i-fer schlafbringend
sudor – sudor-i-fer schweißbringend, -treibend

2. Substantivbildung mit Suffix

2.1. -ulus (-ula, -ulum): Das Suffix dient zur Bildung der **Deminutive** (Verkleinerungsformen) von Substantiven. Es findet sich vorwiegend bei Substantiven der a-, o- und u-Deklination, wo es an den Wortstock angefügt wird:
fossa – foss-ula kleine Grube, Grübchen

Endet der Wortstock mit einem Vokal, findet das Suffix **-olus** (-ola, -olum) Verwendung:
fovea – fove-ola kleine Grube, kleine Vertiefung

aber:
bronchus – bronchiolus feine Verzweigung der Bronchien

Die meisten Substantive der konsonantischen, der gemischten und der i-Deklination bilden die Deminutive mit dem Suffix **-culus** (-cula, -culum). Es wird an den Stamm angefügt oder direkt mit dem Nominativ verbunden:
canalis – canali-culus kleiner Körperkanal
os – ossi-culum Knöchelchen
febris – febri-cula kleines (niedriges) Fieber
corpus – corpus-culum Körperchen, kleiner Körper

Auch erweiterte Formen finden sich:
caro – caruncula Fleischwärzchen (kleines Stück Fleisch)
pes – pedunculus Füßchen, Stiel

Merke: Das Genus der Deminutivform entspricht dem Genus des Grundwortes. (VIe)

Nicht immer werden Substantive, die mit einem Verkleinerungssuffix gebildet sind, noch als Verkleinerungsformen empfunden:
anulus – Ring (von anus, i m. After)
cellula – Zelle (von cella, ae f. Kammer)
glandula – Drüse (von glans, glandis f. Eichel)
musculus – Muskel (von mus, muris m. Maus) u. a.

2.2. -tor: Vom Partizip Perfekt Passiv mit diesem Suffix gebildete Substantive bezeichnen einen Täter:
dilatare – dilatatum – dilatator Erweiterer
deprimere – depressum – depressor Herabzieher
flectere – flexum – flexor Beuger

Anmerkung: Formen wie depressum und flexum sind Ergebnisse lautlicher Veränderungen, die sich auch auf die Bildung abgeleiteter Substantive auswirken. (XIe)

2.3. -tiō: Vom Partizip Perfekt Passiv mit diesem Suffix gebildete Substantive bezeichnen eine Tätigkeit:
adducere – adductum – adductio   das Heranführen
flectere – flexum   – flexio   das Beugen, Beugung   (XIIe)

2.4. -tūra: Das Suffix bezeichnet im allgemeinen das **Ergebnis** einer Handlung. Es findet sich bei Substantiven, die vom Partizip Perfekt Passiv abgeleitet werden:
frangere – fractum – fractura   Bruch
incidere – incisum – incisura   Einschnitt   (XIf)

2.5. -tās: Das Suffix dient zur Substantivableitung von Adjektiven und bezeichnet die **Eigenschaft:**
tuberosus – tuberos-i-tas   Höckrigkeit
Zwischen dem Wortstock des Adjektivs und dem Suffix ist meistens ein „i" eingeschoben.   (XIIId)

2.6. -ītis: Das Suffix dient zur Bildung von **Entzündungsbezeichnungen,** die von Substantiven abgeleitet werden. Es wird an den Wortstock/-stamm angefügt:
gingiva – gingiv-itis   Zahnfleischentzündung
hepar   – hepat-itis   Leberentzündung   (XIVf)

2.7. -tūdo: Substantive mit diesem Suffix gehen auf Adjektive zurück und bezeichnen eine **Eigenschaft:**
magnus – magn-i-tudo   Größe
Zwischen dem Wortstock des Adjektivs und dem Suffix ist meistens ein „i" eingeschoben.   (XXIf)

2.8. -ārium: Substantive mit diesem Suffix gehen auf Substantive zurück und bezeichnen im allgemeinen einen **Aufbewahrungsort** oder **Behälter:**
aqua – aquarium   Wasserbehälter
ovum – ovarium   Eierstock

Ergänzung: Neben der Suffigierung auf der Grundlage des Partizips Perfekt Passiv kann das Partizip selbst substantiviert werden. Die maskuline Form stellt sich dann als ein Substantiv der u-Deklination dar:
trahere – tractus – tractus, ūs m.   Zug, Strang   (XVf)
Auch die neutrale Form des Partizips Perfekt Passiv kann als Substantiv verwendet werden:
pungere – punctum – punctum, ī n.   Stich, Punkt

Erster Teil: Aufbau der Termini und Wortbildung

3. Lateinische Präfixe

Viele Adjektive, Substantive und Verben können mit Hilfe von Präfixen gebildet werden. Zur Präfigierung dienen in erster Linie Präpositionen, Adverbien und Wortelemente, die nur in Zusammensetzungen gebraucht werden können.

3.1. Präpositionen als Präfixe

a-, ab-, abs-   ab-, weg-
Amotio (movere bewegen): Ablösung
Ablaktation (lac Milch): Abstillen
Abscessus (abscedere weggehen): Absonderung, Eitergeschwür

ad-[1]   (hin)zu-, heran-
Adaptation (aptare anpassen): Anpassungsvermögen von Organen
Agglutination (glutinare leimen): Verklebung
Akkommodation (commodare in Einklang bringen): Anpassung
Approbation (probare anerkennen): Zulassung als Arzt

ante-   vor
anteponierend (ponere setzen): verfrüht auftretend

circum-   um – herum
Zirkumzision (caedere schneiden): Umschneidung

contra-   gegen-
Kontraindikation (indicare anzeigen): Gegenanzeige
Kontraextension (extendere ausstrecken): Gegenzug

de-, des-   weg-, herab-, ent-
Demenz (mens Verstand): Abnahme von Gedächtnis
Degeneration (genus Art): Entartung
desodorieren (odor Geruch): Gerüche beseitigen

e-, ex-[1]   aus-, heraus-
elektiv (legere wählen): auswählend
Exstirpation (stirps Wurzel): völlige Entfernung (Ausrottung) eines erkrankten Organs

extra-   außerhalb
extraperitoneal (peritoneum Bauchfell): außerhalb des Bauchfells liegend

in-[1]   hinein-, un- (als Negation)
Inhalation (halare hauchen): Einatmung von Heilmitteln
inkonstant (constans beständig): unbeständig
irreversibel (reverti umkehren): nicht umkehrbar
immaturus (maturus reif): unreif

infra-	unterhalb
	infraorbitalis (orbita Augenhöhle): unterhalb der Augenhöhle liegend
inter-	zwischen-, unter-
	Interpositio (positio Lage): Dazwischenlagerung
	Interruptio (rumpere brechen): Unterbrechung
intra-	innerhalb
	intraocularis (oculus Auge): innerhalb des Auges gelegen
iuxta-	daneben
	Juxtaposition (positio Lage): Anlagerung (z. B. bei Steinbildung)
ob-[1]	entgegen, gegen – hin
	obliterieren (linere bestreichen): auslöschen, verschließen, veröden
	Obstipation (stipare zusammenstopfen): Stuhlverstopfung
	Oppression (premere drücken): Beklemmung
per-	durch
	permeabel (meare gehen): durchlässig
	Perforation (forare bohren): Durchbohrung
post-	hinter, nach
	postcentralis (centralis zentral): hinter den Zentralwindungen des Gehirns gelegen
	postnatal (natus Geburt): nachgeburtlich
prae-	vor
	präsenil (senilis greisenhaft): vor Eintritt des Greisenalters
	präventiv (venire kommen): vorbeugend, verhütend
pro-	vor
	Prolaps (labi fallen): Vorfall innerer Organe
	Provokation (vocare rufen): Hervorrufung von Erscheinungen
sub-[1]	unter
	Substrat (sternere hinbreiten): Unterlage
	Suppression (premere drücken): Unterdrückung
super-	über, über – hinaus
	Superazidität (acidus sauer): Absonderung eines Magensaftes mit gesteigertem Säuregehalt
	superponieren (ponere legen): übereinanderlagern
	Supersekretion (secernere absondern): vermehrte Absonderung
supra-	oberhalb
	supravaginal (vagina Scheide): oberhalb der Scheide liegend

Erster Teil: Aufbau der Termini und Wortbildung 24

trans- (hin)über, hindurch
(Blut-)Transfusion (fundere gießen): Blutübertragung
transparent (parere sichtbar sein): durchscheinend

[1] **Anmerkung:** Bei den Präfixen ad-, ex-, in-, ob- und sub- kommt es vor bestimmten folgenden Konsonanten zu Lautangleichungen (Assimilationen), z. B.: accessorius, affigere, agglutinare, efferre, immaturus, opponere, supprimere.

3.2. Nicht selbständige Elemente als Präfixe

co- (col-, com-, con-, cor-) (aus cum) mit, zusammen mit
Koaptation (aptare anpassen): Einrichtung von Knochenstückbrüchen
Kolliquation (liquare flüssig machen): Einschmelzung
Kompression (premere drücken): Zusammendrückung
konfluierend (fluere fließen): zusammenfließend
Korrosion (rodere nagen): Zernagung, Anfressung

dis- auseinander
Dislokation (locus Ort, Stelle): Lageveränderung
Dissemination (semen Same): Aussaat, Ausbreitung

re- zurück, wieder
Relaps (labi fallen): Rückfall, Wiederkehr
Reposition (ponere stellen): Wiedereinrichtung von Hernien und Knochenbruchfragmenten
Restitutio (statuere hinstellen) ad integrum (integer unversehrt): Wiederherstellung des früheren Zustandes

3.3. Präfixe, die Zahl- und Mengenbegriffe anzeigen

uni- ein-
unipennatus (penna Feder): einfachgefiedert
unipolar (polus Pol): einpolig

bi- zwei-
bicuspidalis (cuspis Zipfel): zweizipflig

tri- drei-
Trigeminus (geminus doppelt): 5. Hirnnerv mit drei Ästen

quadr(i)- vier-
quadrangularis (angulus Ecke, Winkel): vierwinklig

multi- viel-
multiplex (plicare falten): vielfältig, vielfach
multifidus (findere spalten): vielfach gespalten

semi- halb-
semicircularis (circulus Kreis): halbkreisförmig

3.4. Adverb als Präfix

retro-   zurück(liegend), rückwärts, hinter
retrograd (gradi schreiten): rückläufig
retrobulbär (bulbus oculi Augapfel): hinter dem Aug- [apfel liegend

4. Griechische Präfixe

Vorbemerkungen

In der wissenschaftlichen Terminologie und ganz besonders in der Medizin sind viele Fachausdrücke der griechischen Sprache entnommen, werden aber vorwiegend latinisiert, d. h. in die der lateinischen Sprache eigene Form umgebildet, verwendet. Bei dieser Latinisierung haben sich die ursprünglichen Laute, Wortendungen und auch die Betonung den Gesetzen der lateinischen Sprache entsprechend verändert. Griechisch blieben eine Reihe von Präfixen.

Das griechische Alphabet

Buchstaben		Namen		Laute
A	α	ἄλφα	alpha	ă, ā
B	β	βῆτα	bēta	b
Γ	γ	γάμμα	gamma	g (vor $\gamma, \varkappa, \xi, \chi$ als Nasal gesprochen)
Δ	δ	δέλτα	delta	d
E	ε	ἒ ψιλόν	ĕpsīlon	ĕ
Z	ζ	ζῆτα	dsēta, zēta, zäta	ds, z
H	η	ἦτα	ēta, äta	ē, ä
Θ	ϑ	θῆτα	thēta, thäta	t(h)
I	ι	ἰῶτα	iōta	ĭ, ī
K	$\varkappa$	κάππα	kappa	k
Λ	λ	λάμβδα	lambda	l
M	μ	μῦ	mȳ	m
N	ν	νῦ	nȳ	n
Ξ	ξ	ξῖ	xī	x
O	o	ὂ μικρόν	ŏmīkron	ŏ
Π	π	πῖ	pī	p
P	ϱ	ῥῶ	rhō	r
Σ	σ, ς	σίγμα	sigma	s
T	τ	ταῦ	tau	t
Y	υ	ὒ ψιλόν	ypsīlon	ü, ü
Φ	φ	φῖ	phī	ph, f
X	χ	χῖ	chī	ch („ich", „ach")
Ψ	ψ	ψῖ	psī	ps
Ω	ω	ὦ μέγα	ōmega	ō

In der klassischen Zeit bestand das griechische Alphabet aus 24 großen Buchstaben, aus denen sich dann später die kleinen entwickelten.
Im griechischen Alphabet fehlen folgende Buchstaben:
c, h, j, qu, u, v, w;
zu **h** vgl. „Hauchzeichen", zu **u** „Diphthonge".
k erscheint in der medizinischen Terminologie nach lateinischer Schreibweise als c: colon (κῶλον), myocardium (καρδία), cephalicus (κεφαλή).

Folgende griechische Buchstaben werden in medizinischen Termini verwendet:
Delta: Musculus deltoideus (der wie ein Delta geformte Muskel)
Lambda: Sutura lambdoidea (die zwischen dem Os occipitale und den Ossa parietalia gelegene Naht in der Form eines Lambda)
Rho: Rhotazismus (falsche Aussprache oder Fehlen des R-Lautes)
Sigma: Colon sigmoideum (der S-förmig gekrümmte Teil des Dickdarms)
Ypsilon: Os hyoideum (Zungenbein, das grob die Form eines großen Ypsilon wiedergibt)
Chi: Chiasma opticum (Sehnervenkreuzung in der Form eines Chi).

Die Aussprache:

Gamma wird in Verbindung mit Gamma, Kappa, Chi oder Xi (γγ, γκ, γχ, γξ) als ng, nk, nch, nx ausgesprochen:

ἀγγεῖον   Angiektasie
σφιγκτήρ   Sphincter
βρόγχοι   Bronchi
φάρυγξ   Pharynx

Die Diphthonge:

	griechische Aussprache		lateinische Aussprache	
αι	ai:	αἷμα	ae:	Hämopathie
ει	e[1]	τραχεῖα	ē:	Trachēa
		-ειδής	ī:	-īdēs
οι	eu:	οἰσοφάγος	oe (ö):	oesophagus
αυ	au:	αὐτόχθων	au:	autochthōn
ου	u:	οὐρητήρ	ū:	ūrētēr

Die Hauchzeichen (Spiritus):

In der frühesten Zeit hatte *H* den Wert h, in der klassischen Zeit wurde dieser Buchstabe als Ēta verwendet. Aus *H* wurden zwei Hauchzeichen geschaffen: Spiritus lenis[1] und Spiritus asper[2]. Ein solches Hauchzeichen erhält jedes mit einem Vokal oder Rho beginnende Wort. Bei kleinen Buch-

---
[1] spīritus lēnis sanftes Hauchzeichen.
[2] spiritus asper gehauchtes (rauhes) Hauchzeichen.

staben steht der Spiritus darüber, bei großen Anfangsbuchstaben davor, bei einem Diphthong über dem zweiten Vokal: ἀ, ἁ, Ἀ, Ἁ, αἰ, αἱ, Αἰ, Αἱ.
Der Spiritus lenis wird nicht gesprochen, der Spiritus asper als h:

ἀνατομία   Anatomie   ὄργανον   Organ
ὕπνος   Hypnos   ἧπαρ   Hepar

Rho erhält im Anlaut einen Spiritus asper:

ῥεῦμα   Rheuma   ῥυθμός   Rhythmus
ῥαφή Naht tritt in der medizinischen Fachsprache mit oder ohne h auf: Rhaphe, Raphe.
Doppeltes Rho im Inlaut erhält oft zwei Spiritus, erst Spiritus lenis, dann Spiritus asper: αἱμορῥαγία Hämorrhagie.

Die Betonung:

Die Betonung eines griechischen Wortes kann auf der letzten, vorletzten oder drittletzten Silbe liegen. Die Betonung wird durch Akzente angegeben:

durch Akut: Der Akut kann auf kurzer oder langer Silbe stehen, auf der letzten, vorletzten oder drittletzten, auf dieser jedoch nur, wenn die letzte Silbe kurz ist: γαστήρ Magen, καρδία Herz, ἄνθρωπος Mensch

durch Gravis: Der Gravis muß auf der letzten Silbe statt des Akutes stehen vor Interpunktion oder einem darauffolgenden Wort: θρὶξ μακρά langes Haar.

durch Zirkumflex: Der Zirkumflex kann nur auf einer langen Silbe stehen, auf der vorletzten, wenn diese lang und die letzte kurz ist, oder auf der letzten Silbe: σῶμα Körper, ὀστοῦν Knochen.

4.1. Griechische Präpositionen als Präfixe

amphi-   um – herum (beidseitig, doppelt)
(ἀμφί)   Amphibien (βίος Leben): Klasse der Wirbeltiere, die sowohl im Wasser als auch auf dem Lande leben
    amphibol (βάλλω werfen): zweideutig, schwankend

ana-   (hin)auf, wieder
(ἀνά)   Anatomie (τομή Schnitt): das Aufschneiden, die Kunst des Zerschneidens
    Analyse (λύσις Lösung): Auflösung, Zerlegung
    Anabiotika (βίος Leben): Mittel, die die Lebenskraft wieder auffrischen sollen

anti-   gegen(über)
(ἀντί)   Antisepsis (σῆψις Fäulnis): Vernichtung der Wundinfektionserreger
    Anthelix (ἕλιξ Windung): Windung, die der Helix der Ohrmuschel gegenüberliegt

Erster Teil: Aufbau der Termini und Wortbildung 28

apo-, aph-   von – weg
(ἀπό, ἀφ᾽)

Apophyse (φύω wachsen): Knochenfortsatz
Apoplexie (πλήσσω schlagen): Gehirnschlag, Schlaganfall

dia-   (hin)durch, auseinander
(διά)

Diarrhoe (ῥέω fließen): Durchfall
Diastole (στέλλω schicken): Erweiterungsphase der Herztätigkeit, Erschlaffungsphase des Herzmuskels

ek-, ex-   aus
(ἐκ, ἐξ)

Ektomie (τομή Schnitt): Herausschneiden eines Organs
Ekzem (ζέω sieden, kochen): Juckflechte
Exanthem (ἀνθέω blühen): Hautausschlag

en-, em-   in, innen
(ἐν, ἐμ-)

Embryo (βρύω sprossen): die ungeborene Leibesfrucht beim Menschen (bis zum 3. Monat so genannt)
Enanthem (ἀνθέω blühen): Schleimhautausschlag

epi-, eph-   auf, an, über – hin
(ἐπί, ἐφ᾽)

Epidemie (δῆμος Volk): gehäuftes Auftreten einer Infektionskrankheit in örtlicher und zeitlicher Begrenzung
Epikard (καρδία Herz): viszerales, also dem Herzen aufliegendes Blatt des Herzbeutels

hyper-   über (hinaus)
(ὑπέρ)

Hyperämie (αἷμα Blut): Blutüberfülle, Blutreichtum
Hyperkrinie (κρίνω absondern): übermäßige Absonderung
Hypertonie (τόνος Spannung): arterielle Blutdrucksteigerung

hypo-, hyph-   unter, darunter
(ὑπό, ὑφ᾽)

Hypotonie (τόνος Spannung): Blutdrucksenkung
Hypoxämie (ὀξύς sauer, αἷμα Blut): Sauerstoffmangel im Blut

kata-, kath-   von – herab, hinab, gegen
(κατά, καθ᾽)

Katarrh (ῥέω fließen): Nasenausfluß bei Schnupfen
Katheter (ἵημι schicken): röhrenförmiges Instrument zum Einführen in die Blase
Kathode (ὁδός Weg): negativer Pol des elektrischen Stromkreises

meta-   hinter, nach, mitten
(μετά)

Metencephalon (ἐγκέφαλος Gehirn): Hinterhirn
Metanephros (νεφρός Niere): Nachniere

	Metacarpus (καρπός Handwurzel): Mittelhand (zwischen Handwurzel und Fingern)
para-, par- (παρά, παρ')	neben, beiderseits Paracystium (κύστις Blase): das die Harnblase umgebende Bindegewebe Paradidymis (δίδυμοι Hoden): Beihoden
peri- (περί)	um – herum, um Perimetrium (μήτρα Gebärmutter): Bauchfellüberzug der Gebärmutter Perikard (καρδία Herz): Herzbeutel
pro- (πρό)	vor, vorher Prognose (γνῶσις Erkenntnis): Vorhersage des Krankheitsverlaufes Prophylaxe (φυλάττω bewachen, behüten): Verhütung von Krankheiten, Vorbeugung
syn-, sym- (σύν, συμ-)	mit, zusammen Syndrom (δρόμος Lauf): Krankheitsbild, Symptomenkomplex Symbiose (βίος Leben): Zusammenleben Symphyse (φύω wachsen): Verwachsung, Vereinigung der Schambeine

4.2. Nicht selbständige Elemente als Präfixe

a-, an- (ἀ-, ἀν-)	nicht, ohne, un- Atrophie (τροφή Nahrung, Ernährung): Abmagerung, Organschwund durch Ernährungsstörung Anämie (αἷμα Blut): Verminderung des Blutfarbstoff- und auch des Erythrozytengehalts im Blut Anurie (οὖρον Harn): fehlende Harnabsonderung
di- (δι-)	zwei(fach), zweimal Diplegia (πληγή Schlag): doppelseitige Lähmung Diblasterien (βλάστη Keim): Pflanzen mit nur zwei Keimblättern
dys- (δυσ-)	miß-, un- Dystonie (τόνος Spannung): anomales Verhalten besonders der Muskeln und Gefäße Dystrophie (τροφή Nahrung, Ernährung): Ernährungsstörung
hemi- (ἡμι-)	halb, halbseitig Hemianopsie (ἀν nicht, ὄψις Sehen): Halbseitenblindheit Hemiplegie (πληγή Schlag): Lähmung einer Körperseite

4.3. Adverbien als Präfixe

dicha-	zweifach, doppelt
(δίχα)	Dichotomie (τομή Schnitt): Zweiteilung
ektos-	außerhalb
(ἐκτό)	Ektoderm (δέρμα Haut): äußeres Keimblatt
	Ektoskopie (σκοπέω betrachten): Erkennen von Krankheiten mit bloßem Auge
endo-	innen, innerhalb
(ἔνδον)	Endokard (καρδία Herz): Herzinnenhaut
	Endometrium (μήτρα Gebärmutter): Gebärmutterinnenhaut, -schleimhaut
	Endothel (ϑηλέω wachsen): Innenauskleidung der Gefäße
ento-	innen, innerhalb
(ἐντός)	Entoderm (δέρμα Haut): inneres Keimblatt
	Entozoen (ζῷον Lebewesen): Schmarotzer im Innern eines Körpers
eu-	gut, normal, gesund
(εὖ)	Euphorie (φέρω tragen, ertragen): sorglose Gemütslage bei Kranken trotz schwerer Krankheit
	Eupnoe (πνοή Atem): Normalatmung

4.4. Adjektive und Pronomina als Vorderglied

auto-	selbst, aus eigenem Antrieb
(αὐτός)	autogen (-γενής entstanden): aus dem Körper entstanden
	Autovakzine (vacca Kuh): Eigenimpfstoff
brachy-	kurz, klein
(βραχύς)	Brachydaktylie (δάκτυλος Finger): Kurzfingrigkeit
brady-	langsam
(βραδύς)	Bradurie (οὖρον Harn): Verzögerung der Harnausscheidung
	Bradypnoe (πνοή Atem): verlangsamte Atmung
hetero-	andere, abweichend, verschieden
(ἕτερος)	Heterochromie (χρῶμα Farbe): verschiedene Farbe der rechten und der linken Iris
	heteromorph (μορφή Gestalt): von anderer Gestalt
iso-	gleich
(ἴσος)	isotrop (τρόπος Wendung): nach allen Seiten gleichartig
	Isotope (τόπος Ort, Stelle): Elemente mit gleichen chemischen Eigenschaften und gleicher Ordnungszahl, aber mit unterschiedlichem Atomgewicht

lepto- (λεπτός)	zart, schmal, dünn Leptomeninx (μῆνιγξ Hirnhaut): zarte weiche Gehirnhaut Leptosome (σῶμα Körper): Schmalleibige
makro- (μακρός)	groß, lang Makrocheirie (χείρ Hand): abnorme Größe der Hände Makrobiose (βίος Leben): Langlebigkeit
mega(l)- (μέγας)	groß, weit, erweitert Megakaryozyten (κάρυον Kern, κύτος Zelle): Knochenmarkriesenzellen Megalenzephalie (ἐγκέφαλος Gehirn): abnorm großes Gehirn Megacolon (κῶλον Dickdarm): hochgradige Erweiterung des Colon
meso-, mes- (μέσος)	mittlerer Mesoderm (δέρμα Haut): mittleres Keimblatt Mesencephalon (ἐγκέφαλος Gehirn): Mittelhirn Mesocolon (κῶλον Dickdarm): Dickdarmgekröse
mikro- (μικρός)	klein Mikrobiologie (βίος Leben, λόγος Lehre): Lehre von den Kleinlebewesen Mikrozyten (κύτος Zelle): abnorm kleine rote Blutkörperchen
mono- (μόνος)	allein, einzeln monochromatisch (χρῶμα Farbe): einfarbig Monoplegie (πληγή Schlag): Lähmung eines einzelnen Gliedes oder nur einer einzelnen Muskelgruppe
nekro- (νεκρός)	tot Nekroskopie (σκοπέω betrachten): Leichenschau
neo- (νέος)	jung, neu Neonatologie (natus geboren, λόγος Lehre): Lehre von den Neugeborenen Neomortalität (mortalitas Sterblichkeit): Frühsterblichkeit
oligo- (ὀλίγος)	wenig, gering Oligämie (αἷμα Blut): Blutarmut Oligurie (οὖρον Harn): Verminderung der täglichen Harnausscheidungen
poly- (πολύς)	viel, zahlreich Polyadenitis (ἀδήν Drüse): Entzündung vieler Drüsen (Lymphknoten) polymorph (μορφή Form): vielgestaltig

Erster Teil: Aufbau der Termini und Wortbildung 32

proto- (πρῶτος)	erster Protozoen (ζῷον Tier): Urtierchen, tierische Einzeller Protoplasma (πλάσμα Gebilde): lebende Substanz der menschlichen, tierischen und pflanzlichen Zelle
pseudo- (ψευδής)	falsch, vorgetäuscht Pseudotumor (tumor Geschwulst): Scheingeschwulst Pseudokanzerose (cancer Krebs): Hauttumoren, die nicht krebsartig entarten
tachy- (ταχύς)	schnell Tachyphylaxie (φυλάττω hüten): sich verringernde Wirksamkeit von Arzneimitteln bei mehrfacher Gabe Tachypnoe (πνοή Atem): Atmungsbeschleunigung
thermo- (θερμός)	warm Thermophor (φέρω tragen): Vorrichtung zur örtlichen Wärmebehandlung Thermostat (στατός stehend. eingestellt): Raum, der auf bestimmte Temperaturen eingestellt und konstant gehalten werden kann

4.5. Substantive als Vorderglied

bio- (βίος)	Leben Biologie (λόγος Wort, Lehre): Lehre von den Lebensvorgängen Biopsie (ὄψις das Betrachten): Untersuchung von Gewebe, das dem lebenden Organismus entnommen wurde
chrom(at)- (χρῶμα)	Farbe chromatophil (φίλος freundlich): leicht färbbar chromophob (φόβος Furcht): Stoffe ohne Affinität zu Farbstoffen Chromosom(en) (σῶμα Körper): sichtbare (stark färbbare) Träger der Erbanlagen und damit der Erbmasse
lipo- (λίπος)	Fett Lipämie (αἷμα Blut): Fettgehalt des Blutes Liposarkom (σάρκωμα Fleischgeschwulst): bösartige Fettgeschwulst
myelo- (μυελός)	Mark Myeloblasten (βλάστη Keim, Sproß): ungekörnte Knochenmarkzellen Myelomeningitis (μῆνιγξ Hirn-, Rückenmarkshaut): Entzündung der Rückenmarkshaut

Erster Teil: Aufbau der Termini und Wortbildung

myo-	Muskel
(μῦς)	Myoblasten (βλάστη Keim): Bildungszellen der Muskelfasern
	Myokard (καρδία Herz): Herzmuskulatur
neuro-	Nerv (eigtl. Sehne)
(νεῦρον)	Neuropathie (πάθος Leiden): Nervenleiden
	Neurektomie (ἐκ aus, τομή Schnitt): Ausschneiden eines Nervenstücks
oo-	Ei
(ᾠόν)	Oophoron (φέρω tragen): Eierstock
	Oogenese (γένεσις Entstehen, Werden): Entwicklung des Eies
osteo-	Knochen
(ὀστέον)	Osteoektomie (ἐκ aus, τομή Schnitt): operative Entfernung eines Knochenstückes
	Osteologie (λόγος Lehre): Lehre von den Knochen
oto-	Ohr
(οὖς, ὠτός)	Otologie (λόγος Lehre): Ohrenheilkunde
	Otoskop (σκοπέω betrachten): Ohrenspiegel
pneumo-	Lunge
(πνεύμων)	Pneumonie: Lungenentzündung
	Pneumotomie (τομή Schnitt): Lungenschnitt
rhin-	Nase
(ῥίς, ῥινός)	Rhinencephalon (ἐγκέφαλος Gehirn): Riechhirn
	Rhinitis: Nasenentzündung, Schnupfen
tox(iko)-	Gift
(τοξικόν φάρμακον)	Toxämie (αἷμα Blut): 1. Blutvergiftung, 2. toxisch bedingte Blutveränderung
	Toxikologie (λόγος Lehre): Lehre von den Giften und Vergiftungen
zoo-	Tier
(ζῷον)	Zoonose (νόσος Krankheit): von Tieren auf Menschen übertragbare Krankheit
	Zootomie (τομή Schnitt): Tierzergliederung

5. Zusammensetzungen

5.1. Eine Vielzahl von anatomischen Adjektiven entsteht durch Verbindung zweier Substantive. Die Kopplung erfolgt durch den **Bindelaut „o"**. Dabei werden der Wortstock (bei Substantiven der konsonantischen Deklination ist es der Stamm) des ersten und die Adjektivableitung des zweiten durch ein „o" verbunden:

costa + clavicula = cost-**o**-clavicularis (IVe)

Erster Teil: Aufbau der Termini und Wortbildung 34

5.2. Nach dem in 5.1. beschriebenen Verfahren können auch drei- und viergliedrige Adjektive gekoppelt werden:

talus + calcaneus + navicula = talocalcaneonavicularis
spina + bulbus + thalamus + cortex = spinobulbothalamocorticalis

5.3. In einigen Fällen wird der Wortstock des abgeleiteten Adjektivs als erstes Bauelement verwendet:

pancreaticus + duodenum = pancreatic-o-duodenalis

5.4. Auch Adjektive, die als wesentliche Bedeutungsträger aus Termini herausgelöst sind, können mit Substantiven gekoppelt werden:

os sacrum + spina = sacr-o-spinalis
os zygomaticum + facies = zygomatic-o-facialis

5.5. Substantive können ebenfalls auf dem hier beschriebenen Wege gebildet werden:

fibra + cartilago = fibr-o-cartilago
trachea + bronchitis = trache-o-bronchitis

5.6. Weiterhin ist die Verbindung von Substantiv und Adjektiv in dieser Weise möglich:

oculus + motorius = ocul-o-motorius

ZWEITER TEIL:

Lektionen

Vorbemerkungen

1. In den Übungen erschlossene Vokabeln (abgeleitete Adjektive und Substantive, zu gegebenen Ableitungen erschlossene Grundvokabeln usw.) werden in den darauf folgenden Lektionen als bekannte Vokabeln vorausgesetzt.
2. Bei Wortbildungsübungen angegebene Ziffern (z. B. 2.1, 3.4 usw.) verweisen auf die entsprechenden Absätze im Teil Wortbildung (S. 16ff.), in denen die betreffende Erscheinung erläutert wird.
3. Um das im vorliegenden Lehrbuch auftretende Wortmaterial einheitlich zu behandeln, werden abweichend vom fachsprachlichen Gebrauch die Substantive, auch wenn sie als Einworttermini vorkommen, klein geschrieben. In Großschreibung erscheinen die Mehrworttermini der anatomischen Nomenklatur im Nominativ Singular und Plural (Deklinations- und Übersetzungsübungen vollständiger Termini). Bei schriftlicher Lösung der Aufgabe ist zu beachten, daß diese Termini ab Genitiv klein geschrieben werden.
4. Das Übungsmaterial ist für die einzelnen Lektionen reichlich bemessen. Der Lehrende kann und sollte daher eine dem jeweiligen Kurs angepaßte Auswahl treffen.

I

1. **a-Deklination, S. 147**
2. **Aktiv der a- und e-Konjugation: 3. Pers. Sing. und Plur. Ind. Präs. und Inf. Präs., S. 148**

Wb.: Suffix -alis, -aris., S. 16 f.

Sätze

1. Anatomia est disciplina medicinae. 2. Professor[1] anatomiae studiosis vertebras, foveas fossasque demonstrat. 3. In vertebris est medulla. 4. Medulla vertebrarum constat ex alba et grisea substantia. 5. Studiosae spectant claviculam et scapulam et costas. 6. In scapula vident spinam scapulae, in-

---

[1] professor, ōris m. Professor.

cisuram scapulae, duas[1] fossas, fossam supraspinatam et fossam infraspinatam; „fossa supraspinata" sita est supra spinam, „fossa infraspinata" infra spinam. 7. Columna vertebralis[2] ex vertebris constat; in vertebris sunt incisurae. 8 Sunt hae[3] vertebrae: vertebrae cervicales, vertebrae thoracicae, vertebrae lumbales aliaeque. 9. In vertebris thoracicis sunt foveae costales. 10. Sunt costae sternales, arcuariae aliaeque.

Übungen

a) *Deklinieren Sie:* Costa arcuaria, Incisura scapulae, Vertebrae thoracicae, Fossa supraspinata, Substantia grisea!
b) *Vertauschen Sie Sing. und Plur.:* columnae (3), fossas, scapula (2), spinam scapulae, foveis (2), clavicularum!
c) *Setzen Sie das eingeklammerte Wort in den der Präposition entsprechenden Kasus:* infra (incisura), in (fossa) (2), ex (medulla), supra (costae)!
d) vertebra – vertebralis (1.1); *übersetzen Sie folgende Ableitungen und nennen Sie die zugrunde liegende Substantive:* clavicularis, medicinalis, medullaris, scapularis, spinalis!
e) *Führen Sie folgende Begriffe auf zugrunde liegende lateinische Vokabeln zurück:* Albino, Anatomie, Disziplin, Medizin, Substanz; evident; demonstrieren!

II

1. a-Deklination: griechische Substantive, S. 147
2. Ind. Präs. Akt. aller Konjugationen, S. 148

Sätze

1. In arteriis et in venis tres[4] tunicae sunt: tunica intima, media, externa. Studiosae tunicam externam nominant adventitiam[5]. 2. Fracturae tibiarum vel fibularum periculosae[6] non sunt. 3. Diploe inter laminam externam et laminam internam seu vitream sita est. 4. Multae suturae et lineae in calvaria sunt. 5. Studiosae distinguunt suturas et raphas. 6. Medica aegrotam visitat. Aegrotam audit et accurate inspicit; auscultat, percutit palpatque. Tum[7] mixturam praecipit. – Medicae aegrotas visitant. Aegrotas audiunt et accurate inspiciunt; auscultant, percutiunt palpantque. Tum[7] mixturas praecipiunt. 7. Apothecarius[8] praeceptum[9] recipit. 8. Famulae mixturas aegrotis miscent. Diluunt, filtrant, coquunt. 9. Filia aegrota est. Statuo

---

[1] duās (Akk. f.) zwei. [2] vgl. Vorwort S. 5. [3] hae folgende: zum Demonstrativpronomen hic, haec, hoc vgl. Formenlehre S. 149. [4] trēs (Nom. f.) drei. [5] adventītia wörtl. „hinzukommend". [6] perīculōsus, a, um gefährlich. [7] tum (Adv.) dann, [8] apothēcārius, ī m. Apotheker. [9] praeceptum, ī n. Anweisung, Vorschrift.

(statuimus) medicam consultare. Medica statim[1] venit. Duco (ducimus) medicam ad filiam. Aegrotam inspicit, anginam cognoscit; curat mixtura sanatque aegrotam. 10. Fracturas professor demonstrat. Spectamus (specto) fracturam claviculae et fracturas costarum. 11. Incisuras scapularum perspicue[2] vides (videtis).

Übungen

a) *Deklinieren Sie:* Raphe, Tunica intima, Lamina externa, Fractura tibiae!
b) *Verbinden Sie* fractura *mit* fibula, costae, clavicula!
c) *Was heißt:* fibularis, tibialis, medialis?
d) *Übersetzen Sie:* Schienbeinarterie, Marksubstanz, Schlüsselbeineinschnitt; oberhalb der Platte, zwischen den Nähten (2), in den Mixturen, an den Brustwirbeln, viele Linien!
e) *Führen Sie folgende Wörter auf zugrunde liegende lateinische Vokabeln zurück:* Famulatur, Fraktur, Mixtur, Visite; intim, extern; filtrieren, inspizieren, konsultieren, nominieren, statuieren!

III

1. o-Deklination: Substantive m., S. 149

2. Ind. Imperf. Akt. aller Konjugationen, S. 150

Wb.: **1. Substantivum mobile**
   2. Präfixe inter-, sub-, S. 23

Sätze

1. Magnus est numerus musculorum. 2. Sunt musculi subcostales, musculi intercostales externi et interni, musculi tibiales, musculus orbitalis, musculus spinalis aliique musculi. 3. Musculos synergistas nominamus, qui[3] cum aliis musculis laborant, antagonistas (nominamus), qui contra alios musculos laborant. 4. Medicus curat, natura sanat morbum. – Medici curabant, natura sanabat morbos. 5. In tabula professor studiosis formas multorum musculorum demonstrabat. 6. Dicebat demonstrabatque musculum unipennatum et musculum bipennatum et musculum fusiformem[4]. 7. Praeterea studiosae cognoscebant et spectabant musculum deltoideum, musculos latos, longos, magnos, rectos, serratos, quadratos, obliquos, transversos musculosque aliarum formarum. 8. Inter musculos multos nervos spectabam (spectabamus). 9. Fasciae includunt unum musculum aut[5] mul-

---

[1] statim (Adv.) sogleich.   [2] perspicuē (Adv.) deutlich.   [3] quī die; zum Relativpronomen qui, quae, quod vgl. Formenlehre S. 150.   [4] fūsifōrmem Akk. Sing. m. v. fūsifōrmis spindelförmig.   [5] aut oder.

Zweiter Teil: Lektionen

tos musculos. 10. Chirurgus fracturam humeri dextri inspiciebat et studiosis demonstrabat. 11. Paediater humerum pueri curabat; puer humerum dextrum nunc[1] ut sinistrum movere potest[2]. 12. Oculos inspiciebamus (inspiciebam). In oculis cognoscebamus (cognoscebam) bulbum oculi, quem[3] in orbita spectabamus (spectabam). 13. Tres[4] tunicae bulbum oculi includunt. 14. Nervus oculomotorius musculos oculi nutrit.

Übungen

a) *Deklinieren Sie:* Musculus deltoideus, Bulbus oculi, Fascia lata, Nervus oculomotorius!
b) *Bestimmen und übersetzen Sie:* bulbum oculi, angina (2), tunicam, venae (3), fasciarum, nervo (2), musculi serrati (2)!
c) *Vertauschen Sie Sing. und Plur.:* mixturae (3), oculi (2), fractura (2), nervorum, medicis (2), musculo (2), orbitam!
d) *Was heißt:* humeralis, muscularis, naturalis?
e) medica – medicus; *was heißt:* aegrotus, famulus, filius, studiosus?
f) costa – costalis – intercostalis, subcostalis (3.1); *was heißt:* interclavicularis, interlaminaris, interspinalis, intervertebralis; subdeltoideus, subfascialis, submuscularis, subscapularis?
g) *Lesen und übersetzen Sie:* N. thoracicus, M. subscapularis, M. infraspinatus/supraspinatus, Tunica muscularis!
h) *Übersetzen Sie:* Oberarmbruch, Schulterblattgräte; Zwischenrippenmuskeln, Zwischenrippennerven!
i) *Nennen Sie zu folgenden Wörtern die zugrunde liegenden lateinischen Vokabeln:* Faszie, Kontrast, Okular; antagonistisch, intern, morbid; auskultieren, laborieren!

IV

1. ŏ-Deklination: Substantive n., S. 150
2. o- und a-Deklination: Adjektive, S. 151
Wb.: 1. Zusammengesetzte Adjektive, S. 33
    2. Suffix -osus, S. 17

Sätze

1. Cognoscimus discos inter vertebras; sunt disci intervertebrales. 2. In disco nucleus pulposus est; natura nucleum pulposum anulo fibroso includit tegitque. 3. Magnus est numerus ligamentorum ut ligamentum trapezoideum, ligamentum costoclaviculare, ligamenta intercarpea, ligamenta

---
[1] nunc (Adv.) jetzt. [2] potest er kann. [3] quem den; vgl. Anm. 3, S. 37 [4] trēs (Nom. f.) drei.

interspinalia¹. 4. In oculo videbamus pupillam et tunicam conjunctivam, quae palpebras cum bulbo oculi coniungit. Palpebrae sunt tegmenta oculorum. Cognoscebamus supra palpebras supercilia, in palpebris cilia. 5. Mixturae sunt medicamenta composita. 6. Columna vertebralis firmat dorsum. Formae dorsorum variae sunt. 7. Distinguimus in costis sulcum (costae), angulum (costae), collum (costae), quod ad tuberculum costae pertinet. 8. Sternum planum est. 9. In sterno variae incisurae sunt: incisura jugularis, incisura clavicularis, incisurae costales. 10. Formam sterni professor componit cum gladio² Romano³. Dicit de manubrio sterni. Infra manubrium sterni angulum demonstrat. 11. Olecranon situm est supra duas⁴ incisuras, quas in ulna videmus. 12. In scapula praeter incisuram et collum scapulae cognoscimus acromion, quod facile⁵ palpamus. 13. Colon transversum, quod incipit a⁶ flexura coli dextra et pertinet ad flexuram coli sinistram, pendet in⁷ mesocolo transverso.

Übungen

a) *Deklinieren Sie:* Nucleus pulposus, Tunica conjunctiva bulbi, Colon transversum, Collum costae, Ligamentum deltoideum!

b) *Vertauschen Sie Sing. und Plur.:* discum, ligamentum (2), tegmento (2), nuclei (2), medicamenti, palpebrae (3), colla (2), pupilla (2); Angulus sterni, Sulcus costae, Tunica interna bulbi!

c) *Verbinden Sie die Präpositionen mit dem eingeklammerten Wort:* de (carpus), cum (costae), supra (anguli), in (medicamenta) (2), ad (vertebra), infra (oculus), sub (sternum) (2), ex (arteria), inter (incisura et sulcus), a (tuberculum)!

d) *Übersetzen Sie folgende Adjektive und nennen Sie die zugrunde liegenden Substantive mit Genitiv und Genus:* anularis, ciliaris, dorsalis, palpebralis, pupillaris, superciliaris!
Bilden Sie entsprechende Ableitungen von: acromion, carpus, radius, tuberculum, ulna!

e) costa – clavicula – costoclavicularis (5.1); *nennen Sie die Bestandteile der Adjektive und übersetzen Sie:* costovertebralis, humeroulnaris, sternoclavicularis, sternocostalis, tibiofibularis!

f) fibra – fibrosus (1.2); *was heißt:* arteriosus, spinosus, venosus; musculosus, nervosus?

g) *Verbinden Sie 1. nach dem Muster* Fractura costae: fractura *mit* calvaria, vertebrae thoracicae, carpus; *2. nach dem Muster* Ligamentum transversum scapulae: tunica *mit* fibrosus *und* bulbus, musculus *mit* longus *und* collum!

---

¹ vgl. Vorwort S. 5. ² gladius, ī m. Schwert. ³ Rōmānus, a, um römisch. ⁴ duās (Akk. f.) zwei. ⁵ facile (Adv.) leicht. ⁶ incipere ā bei etw. beginnen. ⁷ pendēre in (Abl.) an etw. hängen.

Zweiter Teil: Lektionen 40

h) *Was heißt:* Lig. interclaviculare, Sutura plana, Suturae serratae, Angulus infrasternalis, Tunica conjunctiva palpebrarum?
i) *Übersetzen Sie nach dem Muster* Rippenfurche (= Furche der Rippe): Rippenwinkel, Rippenhöcker, Rippenhals!
k) *Nennen Sie die lateinische Form:* Arterie, Diskus, Medikament, Muskel, Tuberkel, Vene; komponieren, perkutieren!

V

Ind. Präs. Pass. aller Konjugationen, S. 152
Wb.: 1. Suffix -icus, S. 17
     2. Präfixe infra-, supra-, S. 23

Sätze

1. A medicis in anatomia et aliis disciplinis non modo[1] lingua Latina[2], sed etiam[1] lingua Graeca[3] adhibetur[4]. 2. Nonnulla verba Graeca studiosis iam[5] nota sunt ut arteria, discus sternumque. 3. Declinamus[6] terminos Graecos ut verba Latina, exempli causa verba aortae, tracheae, chordae, bronchi, pylori, organi. Pylorus est in lingua Graeca „pyloros", organum „organon". 4. Nonnulla verba Graece[3] et Latine[2] declinantur[6] ut acromion, encephalon, colon, item[7] (vena) azygos et (vena) hemiazygos. 5. Truncus sympathicus habet ganglia ut ganglion cervicothoracicum et ganglion cervicale medium. 6. Interdum[8] forma suturae vel musculi vel coli componitur cum forma litterae[9] Graecae. Dicimus de sutura lambdoidea, de musculo deltoideo, de colo sigmoideo. 7. In colo cognoscuntur plicae, flexurae, haustra taeniaeque. Sunt tres[10] taeniae: taenia mesocolica, taenia omentalis, taenia libera. 8. Oesophagus est musculosus. In oesophago tunica mucosa et cardia videtur. Cibi[11] a ventriculo ex oesophago recipiuntur. 9. In humero studiosis demonstratur collum anatomicum et collum chirurgicum, tubercula, cristae tuberculorum, fossae, epicondyli, capitulum humeri trochleaque humeri.

Übungen

a) *Deklinieren Sie:* Colon sigmoideum, Truncus sympathicus, Sutura lambdoidea, Ventriculus sinister, Trochlea humeri!
b) *Vertauschen Sie Sing. und Plur.:* bronchi (2), aortam, ventriculorum, gangliis (2), truncos, cristae (3), termino (2), organum (2)!

---

[1] nōn modo – sed etiam nicht nur – sondern auch. [2] Latīnus, a, um lateinisch; Adv.: Latīnē. [3] Graecus, a, um griechisch; Adv.: Graecē. [4] adhibēre anwenden. [5] iam (Adv.) bereits [6] dēclīnāre deklinieren. [7] item (Adv.) ebenso. [8] interdum (Adv.) bisweilen. [9] littera, ae f. Buchstabe. [10] trēs (Nom. f.) drei. [11] cibus, ī m. Speise.

c) *Übersetzen Sie folgende Ableitungen und nennen Sie die Grundvokabeln mit Genitiv und Genus:* bronchialis, lingualis, terminalis, trachealis, trochlearis, ventricularis!
d) *Was heißt:* intermuscularis, interscapularis, intertubercularis, interventricularis; intermedius; acromioclavicularis, radioulnaris, tracheobronchialis?
e) mesocolon – mesocolicus (1.3); *was heißt:* aorticus, diploicus, encephalicus, pyloricus; cardiacus? *Vgl. auch* anatomicus, chirurgicus!
f) orbita – orbitalis – infraorbitalis/supraorbitalis (vgl. infraspinatus/supraspinatus) (3.1); *was heißt:* infrapalpebralis, infrascapularis, infratrochlearis; supraclavicularis, supraspinalis, suprasternalis, supraventricularis?
g) *Lesen und übersetzen Sie:* A. colica sinistra, Aa. bronchiales, Capitulum humeri, Lig. palpebrale mediale, Haustra coli, Spina trochlearis!
h) *Übersetzen Sie:* Grenzlinie, Halsganglion, rechter Luftröhrenzweig, Rolleneinschnitt, Schleimhaut!
i) *Nennen Sie die Vokabeln, die folgenden Wörtern zugrunde liegen:* Bronchien, Exempel, Linguistik, Organ, Termin, Ventrikel; verbal, liberal!

VI

i-Deklination: Substantive, S. 153 f.
Wb.: Deminutive, S. 20

Sätze

1. Saepe[1] febris magnam sitim efficit. 2. Aegroti, cum vis febris magna est, febri debilitantur. 3. A famulis apothecarii remedia contra tussim, pertussim, febrim miscentur. 4. Ventriculus tertius duobus[2] thalamis terminatur. In thalamo pulvinar prominet. 5. Studiosis varia retia nota sunt ut rete calcaneum, rete venosum, rete vasculosum, rete patellae, rete mirabile, rete carpi dorsale. 6. Basis cranii plana fere[3] est. Dividitur in basin cranii internam et in basin cranii externam. 7. In tabula anatomica, in qua basis cranii interna describitur, cognoscuntur cristae, et quidem[4] crista occipitalis interna, crista galli, crista frontalis, tres[5] fossae cranii, protuberantia occipitalis interna aliaque. 8. Terminus baseos verbum Graecum est. Alia verba Graeca sunt exempli causa epiphysis, metaphysis, diaphysis, hypophysis, symphysis. 9. Hypophysis cerebri in fossa hypophysiali sellae turcicae sita est. 10. In dorso linguae aponeurosis linguae ex tunica propria gignitur[6].

---

[1] saepe (Adv.) oft. [2] duōbus (Abl. m.) durch zwei. [3] ferē (Adv.) beinahe, fast. [4] quidem zwar. [5] trēs (Nom. f.). drei. [6] gignitur sie entsteht.

Zweiter Teil: Lektionen 42

11. Dicimus de „commissuris" ut de commissura palpebrarum et de „juncturis" ut de junctura fibrosa, junctura cartilaginea, junctura synoviali. Juncturam fibrosam dividimus in syndesmosin fibrosam et in suturas, et quidem in suturam planam, squamosam serratamque, et in gomphosin. Junctura cartilaginea est synchondrosis ut synchondrosis epiphyseos aut[1] symphysis ut symphysis pubica.

Übungen

a) *Deklinieren Sie:* Basis cranii interna, Rete calcaneum, Aponeurosis lumbalis, Pulvinar thalami!
b) *Bestimmen Sie:* tussim, febrium, cranium (2), siti (2), thalami (2), patella (2), remedia (2), retia (2), sulcis (2), febris (2)!
c) *Nennen Sie jeweils parallel zu allen folgenden Substantiven Bedeutung, Genus, Gen. Sing. und Plur.:* calcaneus, basis, organum, protuberantia, rete!
d) *Erklären Sie folgende Adjektive und nennen Sie die zugrunde liegenden Substantive:* basialis (basalis, basilaris), calcanearis, cerebralis, cranialis, patellaris, sellaris; aponeuroticus, thalamicus; gangliosus; basivertebralis, occipitofrontalis, spinothalamicus, tibiocalcanearis!
e) fossa – fossula (2.1); *was bedeutet:* lingula, reticulum, tussicula; bronchioli, fasciola, foveola, nucleolus? *Vgl. auch* capitulum, tuberculum!
f) *Übersetzen Sie durch präfigierte Adjektive:* unterhalb der Kniescheibe, zwischen den Sehhügeln, unter der Sehnenplatte, oberhalb des Schulterblattes, unter der Zunge!
g) *Was heißt:* Lig. fibulocalcaneare, Nc. subthalamicus, Rete venosum, Protuberantia occipitalis externa, Lamina subaponeurotica, Fossa hypophysialis?
h) *Führen Sie folgende Wörter auf zugrunde liegende Vokabeln zurück:* Expropriation, Hypophyse, Termin, Tertial; debil, deskriptiv, frontal; basieren, dividieren!

VII

1. i-Deklination: lateinische und griechische Adjektive, S. 154 f.

2. Part. Präs. Akt. aller Konjugationen, S. 156

Wb.: mit mult(i)- zusammengesetzte Adjektive, S. 24

Sätze

1. A medicis nonnulli musculi et ligamenta ex formis, quas habent, dicuntur. 2. Exempli causa medici musculum, qui formā piri est, musculum piriformem, ligamentum, quod formam fundae habet, ligamentum fundiforme dicunt. 3. Musculus gracilis ex forma gracili dicitur. 4. In palato duro et

---

[1] aut oder.

molli papillam incisivam, plicas palatinas transversas, glandulas palatinas tonsillamque palatinam, uvulam aliaque cognoscimus. 5. Magnus est numerus papillarum lingualium. Distinguimus quattuor[1] formas: papillas vallatas, fungiformes, filiformes foliatasque. 6. Professor studiosis musculos peron(a)eos, musculum peron(a)eum longum brevemque, in fibula demonstrat. Fibula Graece[2] „peronē" dicitur. 7. Musculus peron(a)eus brevis situs est supra trochleam peron(a)ealem, musculus peron(a)eus longus infra trochleam peron(a)ealem. 8. Musculi peron(a)ei nutriuntur nervo peron(a)eo superficiali, qui ut nervus profundus a nervo peron(a)eo communi oritur. Tum[3] nervus peron(a)eus superficialis in nervum cutaneum dorsalem medialem et nervum cutaneum dorsalem intermedium dividitur. 9. Sunt remedia simplicia et remedia composita. 10. Nimia[4] dosis remedii fortis saepe[5] periculosa[6] est. 11. Praeter costas sternales et costas arcuarias sunt costae fluctuantes, quae mobiles sunt. 12. Colon ex colo ascendenti, transverso, descendenti, sigmoideo constat. 13. Septima vertebra cervicalis dicitur vertebra prominens, quod[7] longe[8] prominet. 14. Sunt vasa[9] afferentia et vasa efferentia.

Übungen

a) *Deklinieren Sie:* Colon ascendens, Musculus peron(a)eus brevis, Plica synovialis, Synchondrosis cranii, Musculi subcostales!
b) *Bestimmen Sie:* commissuris (2), symphysis (2), labium (2), dosium, juncturam; brevem, communi (2), cutanei (2), foliatus, simplicibus (2)!
c) *Erklären Sie folgende Ableitungen und nennen Sie die zugrunde liegenden Substantive mit Genitiv und Genus:* glandularis, papillaris, symphysialis, tonsillaris!
d) *Was bedeutet:* infrapiriformis, intercartilagineus, subcutaneus, supratonsillaris; fibrocartilagineus, musculocutaneus?
e) mult(i)- (3.3); *was bedeutet:* multangulus, multiformis, multinuclearis, multiplex (-plicis)?
f) *Übersetzen oder erklären Sie:* Syndesmosis tibiofibularis, A. basilaris, Linea intermedia, Fossa cranii media, Tunica fibrocartilaginea, N. musculocutaneus, Sulci palatini!
g) *Übersetzen Sie:* A. palatina ascendens, Aorta descendens, Vv. comitantes (comitans = begleitend), N. abducens (abducere = wegführen)!
h) *Übersetzen Sie:* oberflächliche/tiefe Halsarterie, dritte Hirnkammer, Rinne der Hinterhauptsarterie, Hinterhauptsmuskel, Unterzungen(speichel)drüse!
i) *Führen Sie auf Ihnen bekannte Vokabeln zurück:* Aszendenz, Deszendenz, Folie, Kommune, Simplizität; dosieren; grazil, prominent, subkutan, superfiziell!

---

[1] quattuor vier. [2] Graecē (Adv.) griechisch. [3] tum (Adv.) dann. [4] nimius, a, um allzu groß. [5] saepe (Adv.) oft. [6] periculōsus, a, um gefährlich. [7] quod weil. [8] longē (Adv.) weit. [9] vāsa, ōrum n. Gefäße.

Zweiter Teil: Lektionen

VIII

Part. Perf. Pass.; Ind. Perf. und Plusquamperf. Pass. aller Konjugationen, S. 157 f.

Wb.: Suffix -atus, S. 18

Sätze

1. Sunt morbi connati vel congeniti ut luxatio[1] congenita coxae et morbi acquisiti ut hernia inguinalis acquisita. 2. Medulla spinalis continuatur medullā oblongatā. 3. Arteriā suprascapulari et arteriā circumflexā scapulae musculus infraspinatus nutritur. 4. In rhinencephalo et in mesencephalo studiosi striam medullarem thalami et fasciculum retroflexum et nucleum reticularem cognoscunt. Ubi[2] telencephalon cum thalamo coniunctum est, lamina affixa efficitur.
5. Aegrotus a medico diu[3] auscultatus et palpatus et percussus est; antea[4] auditus et inspectus erat. 6. Morbus non malignus a medico cognitus est.
7. Aegrotus sanatus est forti medicamento, quod a medico praeceptum erat. 8. Aegroti medicamentis simplicibus et medicamentis mixtis curati sunt. 9. Non sanatur, cui basis cerebri, cui in spina[5] medulla percussa est[6]. Haec verba a Celso[7] scripta sunt. 10. Vulnera[8] a medicis divisa sunt in vulnera incisa, lacerata, contusa, puncta aliaque.

Übungen

a) *Deklinieren Sie:* Arteria circumflexa, Fasciculus retroflexus, Hernia muscularis, Ligamenta interspinalia, Sulcus intertubercularis humeri!
b) *Übersetzen oder erklären Sie:* congenitalis, connatalis, fasciolaris; mesencephalicus; interfoveolaris, supratrochlearis; bulbothalamicus, cerebrospinalis!
c) folium – foliatus (1.4); *was heißt:* fasciculatus, striatus? *Vgl. auch* serratus, vallatus!
d) *Was heißt:* Cranium cerebrale, Medulla spinalis, Lig. supraspinale, Sutura palatina transversa, Mm. interspinales, Lamina superficialis fasciae cervicalis?
e) *Übersetzen Sie:* Leistenband, oberflächlicher Leistenring, mittl./seitl. Leistengrube!
f) *Führen Sie folgende Wörter auf ihren lateinischen Ursprung zurück:* Hernie, Malignität; akquirieren, punktieren; kontinuierlich, sekundär!

---

[1] luxātiō, ōnis f. Verrenkung. [2] ubi (Adv.) wo. [3] diū (Adv.) lange. [4] anteā (Adv.) vorher. [5] spīna hier: Rückgrat. [6] percutere hier: verletzen. [7] Celsus, ī m. Celsus, römischer Schriftsteller. [8] vulnera Nom. bzw. Akk. Plur. von vulnus, eris n. Wunde.

IX

u-Deklination: vom Part. Perf. Pass. abgeleitete Substantive, S. 159

Sätze

1. In medicina multi termini a verbis Latinis[1] derivati sunt ut meatus, hiatus, ductus, tractus, plexus, aditus. 2. Medici dicunt exempli causa de meatibus acusticis, et quidem[2] de meatu acustico externo et meatu acustico interno, vel de meatu nasi vel de aditu orbitae. 3. Magnus est numerus processuum et recessuum. 4. Studiosi cognoscunt processum caudatum et processus costarios, recessum supratonsillarem et recessus pleurales. 5. Processus spinosus, processus articulares, processus transversi in vertebris thoracicis demonstrantur. 6. Cognoscimus quattuor processus maxillae: processum frontalem, palatinum, alveolarem, zygomaticum. 7. Ventriculus tertius quattuor recessus habet: recessum opticum et recessum infundibuli, recessum pinealem et recessum suprapinealem. 8. Aquaeductu cerebri, qui substantia grisea centrali includitur, ventriculus tertius cum ventriculo quarto coniunctus est. 9. Prope[3] aquaeductum cerebri tractus mesencephalicus nervi trigemini cognoscitur. 10. Hiatus semilunaris, qui in infundibulum ethmoidale se vertit[4], sub bulla ethmoidali situs est. 11. Praeterea in tabula, in qua cavum nasi describitur, recessum sphenoethmoidalem et recessum pharyngeum et ductum nasolacrimalem videmus. 12. Nobis quinque sensus sunt[5]: visus, auditus, tactus, olfactus, gustus.

Übungen

a) *Deklinieren Sie:* Meatus nasi medius, Plexus venosus, Fovea sublingualis, Cavum nasi, Incisura trochlearis ulnae!
b) *Verbinden Sie* magnus *mit* processus, bulla, nasus, dosis, cavum, *und bilden Sie davon Gen. Sing., Nom. und Gen. Plur.!*
c) *Bilden Sie zusammengesetzte Adjektive in der Bedeutung:* Rippe – Hals, Keilbein – Gaumen, Jochbein – Augenhöhle, Oberarm – Speiche!
d) *Erschließen Sie aus Ihnen bekannten Adjektivableitungen die Bedeutung folgender Substantive:* alveolus, i m., cauda, ae f., centrum, i n., lumbus, im., luna, ae f., omentum, i n., pleura, ae f., squama, ae f., synovia, ae f.!
e) *Übersetzen oder erklären Sie:* Cavum medullare, Hiatus maxillaris, Synchondroses sternales, Crista sphenoidalis, Sutura sphenoethmoidalis, Processus orbitalis, Processus papillaris, Spina nasalis, Tractus suprapatellaris!
f) *Übersetzen Sie:* Gelenkhöhle, Gelenkhöckerchen, Rinne unterhalb der Augenhöhle, Aortenschlitz, Unterzungengänge!
g) *Nennen Sie für folgende Wörter die zugrunde liegenden Vokabeln:* Aquädukt, Derivation, Nasal, Quartal, Trakt; akustisch, auditiv, optisch, sensibel, taktil (-e Reize), visuell!

---

[1] Latinus, a, um lateinisch.   [2] quidem zwar.   [3] prope (Präp. mit Akk.) in der Nähe.
[4] sē vertit (in) er geht über (in etw.).   [5] nōbīs sunt (uns sind) wir haben.

X

1. u-Deklination: nicht abgeleitete Substantive m., n., S. 160
2. e-Deklination, S. 161
Wb.: Suffix -eus, S. 18

Sätze

1. Arteriae palpebrales mediales et laterales arcus palpebrales fingunt. 2. Sunt varii sinus; dicimus exempli causa sinus aortae, sinum frontalem, sinum rectum. 3. Distinguimus cavum nasi et sinus paranasales. 4. Sinus maxillaris hiatu maxillari cum cavo nasi coniungitur. Supra hiatum maxillarem videmus cellulas ethmoidales. 5. Lacrimae motu palpebrarum primum[1] in lacum lacrimalem colliguntur, deinde[1] punctis lacrimalibus in canaliculos lacrimales et inde[2] in saccum lacrimalem suguntur, tum[1] per ductus nasolacrimales in cavum nasi infunduntur. 6. Manus composita est e carpo, metacarpo, digitisque manus. 7. Rete venosum dorsale manus, quod in dorso manus perspicue[3] cognoscimus, venis fingitur.
8. Genua sunt variis formis; est genu recurvatum vel genu valgum vel genu varum. 9. In genu distinguimus planum discum, quem dicimus patellam, retinaculum patellae laterale et mediale, ligamentum patellae, ligamenta cruciata, ligamenta collateralia aliaque. 10. In extrema columna[4] vertebrali sunt cristae sacrales: crista sacralis mediana, cristae sacrales laterales et intermediae. Cristae sacrales intermediae processibus articularibus et cornibus sacralibus conti nuantur. 11. Praeter cornua sacralia ibi[5] videntur cornua coccygea.
12. In maxilla quattuor facies distinguuntur: facies nasalis, orbitalis, infratemporalis, anterior[6]. 13. Iam[7] Celsus scribit de carie musculorum. Est caries acuta et caries chronica; caries acuta saepe[8] est caries humida, caries chronica est caries sicca. 14. Nonnullae species sunt remedia ut species diureticae vel species nervinae. 15. Scabies est morbus malus; multae pustulae vel inter digitos vel in carpo vel in cubito sunt notae[9] scabiei. 16. Sunt dies critici malorum morborum ut dies tertius vel dies septimus.

Übungen

a) *Deklinieren Sie:* Arcus zygomaticus, Cornu sacrale, Sinus recti, Facies costalis, Tuberculum pharyngeum!
b) *Übersetzen Sie folgende Ableitungen und nennen Sie die zugrunde liegenden Substantive mit Genitiv und Genus:* cubitalis, facialis, metacarpalis, specialis, digitalis; digitatus; corniculum, geniculum, sacculus!

---

[1] prīmum – deinde – tum zunächst – dann – darauf. [2] inde (Adv.) von dort. [3] perspicuē (Adv.) deutlich. [4] in extrēmā columnā am äußersten Ende der Columna. [5] ibi (Adv.) dort. [6] anterior vordere. [7] iam (Adv.) schon. [8] saepe (Adv.) oft. [9] nota, ae f. (An-)Zeichen.

c) cornu – corneus (1.5); *was heißt:* oesophageus, mediocarpeus, carpometacarpeus? *Vgl. auch* cartilagineus, coccygeus, cutaneus!

d) *Übersetzen und erklären Sie:* Gl. lacrimalis, Incisura lacrimalis, Fossa sacci lacrimalis, Arcus superciliaris, Crista nasalis, Sinus maxillaris, Sinus sphenoidalis, Lig. collaterale fibulare!

e) *Übersetzen Sie:* Rippenfläche des Schulterblattes (= zu den Rippen gehörende oder gerichtete Fläche), Schläfenfläche, Seitenfläche, Gelenkfläche der Schulterhöhe!

f) *Was bedeutet:* Interkostalmuskeln, Interdigitalräume, Interpleuralraum, interligamentär?

g) *Nennen Sie zu folgenden Wörtern zugrunde liegende Vokabeln*: Infusorien, Kollektiv, Kontinuität, Manuskript; akut, kariös, manuell, punktuell!

XI

Konsonantische Deklination: m., S. 161 f.

Wb.: Suffixe -tor, -tura; -orius, S. 20, 21; 18

Sätze

1. Studiosi in tabulis anatomicis multos musculos vident. 2. Cognoscunt musculos flexores, extensores, adductores, abductores, pronatores, supinatores, praeterea sphincteres, dilatatores, levatores, depressores tensoresque. 3. Musculi flexores sunt antagonistae musculorum extensorum, musculi pronatores musculorum supinatorum. 4. Musculus extensor digitorum, qui est musculus fusiformis, extendit quattuor digitos manus et manum ipsam[1]. Quintus digitus musculo extensore digiti minimi extenditur, qui manum quoque[2] extendit. 5. Manus et digiti flectuntur musculo flexore digitorum superficiali, musculo flexore digitorum profundo aliisque musculis. 6. Musculus flexor digitorum longus flectit digitos pedis; in planta continuatur musculo quadrato plantae. 7. Musculus pronator quadratus manum pronat; musculus pronator teres pronat flectitque antebrachium. 8. Scapula musculo levatore scapulae levatur. 9. Pupilla musculo sphinctere pupillae constringitur, dilatatur musculo dilatatore. 10. Prope[3] oculum cognoscimus musculum orbicularem oculi, musculum depressorem supercilii, musculum corrugatorem supercilii. 11. Musculi masseteris est[4] mandibulam ad maxillam admovere, cibos[5] apprehendere[6], demordere, mandere. 12. Bucca musculo buccinatore fingitur, qui una cum[7] musculo orbiculari oris[8] vestibulum oris[8] minuit[9]. 13. Lien et renes sunt gravia[10] organa. In rene cognoscimus hilum renalem et sinum, in hilo renali plexum renalem. 14. Ureteres a renibus ad vesicam urinariam se pertinent.

---

[1] ipsam (Akk. Sing. f.) selbst. [2] quoque (nachgestellt) auch. [3] prope (Akk.) in der Nähe. [4] mūsculī massētēris est es ist die Aufgabe des Masseter. [5] cibus, ī m. Speise. [6] apprehendere erfassen. [7] ūnā cum (Abl.) zusammen mit. [8] ōs, ōris n. Mund. [9] minuere verkleinern. [10] gravis, e wichtig.

Übungen

a) *Deklinieren Sie:* Musculus tensor fasciae latae, Musculus adductor brevis, Pes planus, Tractus bulbothalamicus!
b) *Bestimmen Sie und vertauschen Sie Sing. und Plur.:* tensores (2), mandibulis (2), sphincteris, brachiis (2), flexoribus (2), depressore, pedi, abductorum, extensorem!
c) *Bilden Sie die lateinischen Adjektive der Zugehörigkeit für:* Arm, Wange, Unterkiefer, Vorhof, Milz, (Harn-) Blase!
d) *Erklären Sie folgende Adjektive und nennen Sie die Grundvokabeln mit Genitiv und Genus:* massetericus, uretericus, plantaris, submandibularis, suprarenalis, cavus!
e) dilatare – dilatatum – dilatator (2.2); *nennen Sie zu folgenden Substantiven Part. Perf. Pass. und Infinitiv der Verben:* abductor, adductor, constrictor, extensor, levator, tensor!
f) miscere – mixtum – mixtura (2.4); *erschließen Sie zu folgenden Ableitungen Part. Perf. Pass und Infinitiv der Verben:* incisura, junctura, flexura, curvatura!
g) movere – motum – motorius (1.6); *übersetzen Sie bzw. erklären Sie:* adductorius, olfactorius; Membrana tectoria, N. oculomotorius, Nc. motorius!
h) *Lesen und übersetzen Sie:* Lig. plantare longum, Crista m. supinatoris, Mm. levatores costarum, M. flexor carpi, M. quadratus lumborum!
i) *Übersetzen Sie:* Viereckiger Einwärtsdreher, Mittel-, Ring- und kleiner Finger, (Ober-) Armmuskel; Schulterblattheber (Heber des Schulterblattes), Pupillenverengerer!
k) *Führen Sie folgende Begriffe auf zugrunde liegende lateinische Vokabeln zurück:* Abduktion, Depression, Pedal, Vestibül; pronatorisch, supinatorisch, extensiv, adduzieren!

XII

Konsonantische Deklination: S. 163 f.

Wb.: 1. mit ad-, ex-, in-, re- präfigierte Verben, S. 22, 24
    2. Suffix -tio, S. 21

Sätze

1. Myologia est doctrina[1] musculorum; docet fabricam[2], situm, originem, insertionem actionemque musculorum. 2. Quattuor notae[3] inflammationum sunt, ut Celsus cognoscit dicitque: rubor et tumor cum calore et dolore.

---

[1] doctrina, ae f. Lehre. [2] fabrica, ae f. Bau. [3] nota, ae f. (An-) Zeichen.

3. Auricula cartilagine fingitur; in lobulo auriculae autem[1] cartilaginem non sentimus. In tuba auditiva est cartilago tubae auditivae. 4. Distinguimus articulationem simplicem et articulationem compositam. Exempli causa articulatio cubiti est articulatio composita. 5. Praeterea dicimus de articulatione sphaeroidea, cylindrica, ellipsoidea, sellari, trochoidea, plana. 6. In regione sublinguali cognoscimus frenulum linguae, carunculam sublingualem, ductus submandibulares, plicam sublingualem aliaque. 7. In trunco variae designationes[2] regionum et directionum distinguuntur: superior, inferior, posterior, anterior, ventralis, dorsalis aliaeque. In membris[3] sunt hae designationes[2]: proximalis, distalis, palmaris, volaris aliaeque. 8. In radice linguae multi folliculi linguales cognoscuntur, qui „tonsilla lingualis" nominantur. 9. Designationes[2] multarum inflammationum suffixa syllaba[4] „-itis" finguntur; exempli causa commemoramus[5] meningitidem, quae est inflammatio meningis, vel gingivitidem, inflammationem gingivae. Iritis est inflammatio iridis. 10. Intestinum crassum constat ex caeco, appendice vermiformi, colo. Inflammatio appendicis vermiformis dicitur appendicitis, quae est morbus acutus. 11. In clavicula dicimus de extremitate acromiali et extremitate sternali. 12. In trigono carotico pulsatio carotidis sentitur.

Übungen

a) *Deklinieren Sie:* Articulatio humeroradialis, Cartilago articularis, Regio colli lateralis, Nervus facialis, Aponeurosis palmaris!
b) *Erschließen Sie aus bereits bekannten Ableitungen die Bedeutung folgender Substantive:* canalis, is m., condylus, i m., lobus, i m., orbiculus, i m., palma, ae f., vola, ae f.!
c) *Übersetzen Sie folgende Ableitungen und nennen Sie die zugrunde liegenden Vokabeln mit Genitiv und Genus:* auricularis, caecalis, gingivalis; meningeus; arcuatus, corniculatus, geniculatus; interlobularis, suprapleuralis!
d) ducere – adducere, educere, inducere, reducere (3.1/3.2); *übersetzen Sie folgende Komposita und nennen Sie die einfachen Verben mit Part. Perf. Pass.:* admiscere, advenire; excoquere, exsugere; inscribere, intendere, imprimere, incoquere, inesse; removere, reflectere!
e) adducere – adductum – adductio (2.3); *was heißt:* depressio, dilatatio, extensio, flexio, levatio?
f) *Lesen und übersetzen Sie:* M. extensor carpi radialis longus, Nn. auriculares, Art. radiocarpea, Artt. intervertebrales, Fossa radialis humeri!
g) *Übersetzen Sie mittels zusammengesetzter Adjektive folgende Gelenkverbindungen:* Schienbein – Wadenbein – Gelenk, inneres Schlüsselbeingelenk (= Brustbein – Schlüsselbein – G.), äußeres Schlüsselbeingelenk (= Schulterhöhen – Schlüsselbein – G.); Handwurzel – Mittelhand – Gelenke!

---

[1] autem aber.   [2] dēsīgnātiō, ōnis f. Bezeichnung.   [3] membrum, i n. Glied(maß).   [4] suffixa syllaba, ae f. angeheftete Silbe, Suffix.   [5] commemorāre erwähnen.

Zweiter Teil: Lektionen

h) *Führen Sie folgende Begriffe auf zugrunde liegende Vokabeln zurück:* Aktion, Follikel, Kalorie, Original, Region; minimal, radikal, sensitiv; dozieren!

XIII

Konsonantische Deklination: n., S. 164 f.
Wb.: Suffix -tas, S. 21

Sätze

1. Studiosi originem musculi interdum dicunt caput musculi. Exempli causa musculus biceps brachii duo[1] capita habet: caput longum et caput breve. 2. Inter musculum buccinatorem et musculum masseterem situm est corpus adiposum buccae. 3. Foramen vertebrale circumdatur corpore et arcu, a quo processus spinosus, processus articulares, processus transversi originem habent. 4. Professor de femore dicit. Studiosi in femore corpus, collum, caput femoris, foveam capitis femoris cum ligamento capitis femoris, foramina nutricia, lineas ut lineam pectineam vel asperam, tuberositatem glut(a)eam, condylos aliaque cognoscunt. In linea aspera sunt duo[1] labia, labium mediale et laterale. Facies poplitea labio mediali et laterali circumdatur. 5. Abdomen dividitur in tres[2] regiones: in regionem abdominis superiorem, quae epigastrium nominatur, in regionem abdominis mediam, quae mesogastrium, in regionem abdominis inferiorem, quae hypogastrium nominatur. 6. Musculi abdominis, qui sunt synergistae musculorum dorsi, sunt hi: musculus obliquus externus, internus, transversus, rectus, pyramidalis. 7. In diaphragmate videmus crus dextrum et crus sinistrum. 8. Pancreas est sigmoideum; constat ex capite, corpore caudaque. 9. Crura cerebri separata sunt fossā interpedunculari. Ante fossam interpeduncularem corpora mamillaria, quae sunt parva et alba, cognoscimus. Chiasma opticum ante hypophysin et tuber cinereum situm est. 10. Inflammatio hepatis nominatur hepatitis, quae est morbus malus.

Übungen

a) *Deklinieren Sie:* Foramen magnum, Caput breve, Tuber frontale, Musculus quadriceps femoris!
b) *Vertauschen Sie Sing. und Plur.:* capitum, foramine, corporibus (2), femur, crura, tuberis, chiasmati!
c) *Übersetzen Sie folgende Ableitungen und nennen Sie die zugrunde liegenden Vokabeln mit Genitiv und Genus:* abdominalis, cruralis, femoralis, labialis; diaphragmaticus, epigastricus, hepaticus, pancreaticus; hepatocolicus, lumbocostalis, nasolabialis!

---

[1] duo (Akk. n.) zwei. [2] trēs (Akk. f.) drei.

d) adiposus – adipositas (2.5); *was bedeutet:* brevitas, cavitas, simplicitas, veritas?
e) *Was heißt:* Aorta abdominalis, Lig. capitis femoris, Linea arcuata, Tuber maxillae, Fossa intercondylaris femoris, Caput fibulae, Condylus femoris medialis/lateralis, Facies diaphragmatica, Foramen infrapiriforme, Crus commune?
f) *Übersetzen Sie:* Rippenknorpel, Gelenkknorpel; Oberschenkelarterie, Oberschenkelnerv, Oberschenkelscheidewand; Wirbelloch, Hinterhauptsloch!
g) *Übersetzen Sie durch präfigierte Adjektive:* unter der Schulterhöhe, zwischen den Schenkeln, unterhalb des Schlüsselbeins, über dem Gelenkfortsatz!

XIV

Konsonantische Deklination: m., f., n. (Ausnahmen), S. 165 f.
Wb.: Suffix -itis, S. 21

Sätze

1. Musculi dorsi uno nomine[1] nominantur musculus erector trunci. 2. Musculi profundi dorsi ut musculus longissimus cervicis, iliocostalis, spinalis, longissimus thoracis una[2] laborant; sunt synergistae. 3. Index musculo extensore indicis extenditur, qui est musculus supinator. Tres[3] musculi pollicis quoque[4], musculus abductor pollicis longus et musculi extensores pollicis, sunt supinatores. 4. Musculus extensor hallucis brevis et musculus extensor digitorum brevis originem habet a calcaneo. 5. Pulmones in cavo thoracis siti sunt. Apicem pulmonis supra claviculam percutimus. 6. In tabula anatomica pulmo dexter in situ induratus describitur. Cognoscimus lobos et lobulos pulmonis, fissuram obliquam et fissuram horizontalem, ligamentum pulmonale, bronchum principalem dextrum aliaque. 7. In scapula margines et quidem[5] medialis, lateralis, superior videntur. 8. In digitis pedis et manus de phalangibus dicimus. In halluce et pollice sunt duae[6] phalanges, in aliis digitis tres[3]. Distinguimus phalangem proximalem, mediam, distalem. 9. Larynx, qui in collo hominis cognoscitur et palpatur, constat ex quattuor magnis cartilaginibus, et quidem[5] ex cartilagine thyr(e)oidea, cricoidea, arytaenoidea, epiglottica, et ex multis et parvis cartilaginibus. 10. Pharynx a basi cranii usque ad[7] oesophagum pertinet; coniungitur choanis cum cavo nasi, isthmo faucium[8] cum cavo oris proprio, aditu laryngis cum larynge. 11. In pede sunt praeter aponeurosin plantarem, quae

---

[1] ūnō nōmine mit einem Namen. [2] ūnā zusammen. [3] trēs (Nom. m., f.) drei. [4] quoque (nachgestellt) auch. [5] quídem (Adv.) zwar. [6] duae (Nom. f.) zwei. [7] ūsque ad bis zu. [8] faucēs, ium f. Schlund.

Zweiter Teil: Lektionen

sitaest in planta pedis, varii tendines articulationesque ut tendo musculi flexoris hallucis longi et tendo calcaneus, et articulatio subtalaris et talocruralis. 12. Tegmen tympani et parietes ut paries caroticus et jugularis in cavo tympani distinguuntur. Cavum tympani pariete labyrinthico a labyrintho separatur.

Übungen

a) *Deklinieren Sie:* Paries medialis orbitae, Phalanx media, Margo infraorbitalis, Truncus pulmonalis!
b) *Nennen Sie parallel zu folgenden Substantiven jeweils Gen. Sing., Nom. und Gen. Plur.:* pulmo, tuba, tegmen, radix, lobulus, ōs!
c) *Übersetzen Sie folgende Ableitungen und nennen Sie die zugrunde liegenden Vokabeln mit Genitiv und Genus:* apicalis, marginalis, oralis, parietalis; tendineus, laryngeus, phalangeus; tympanicus!
d) *Was bedeutet:* thoracoacromialis, thoracodorsalis, thoracolumbalis; cricoarytaenoideus, cricothyroideus, sternothyroideus; thyroepiglotticus?
e) *Erschließen Sie auf Grund bekannter Ableitungen die Bedeutung folgender Substantive:* epiglottis, idis f., mamilla, ae f., occiput, itis n., pedunculus, i m., pyramis, idis f., talus, i m.!
f) hepar – hepatitis (2.6); *was heißt:* laryngitis, pancreatitis, tendinitis, tonsillitis, uvulitis? *Bilden Sie die Bezeichnungen entzündlicher Erkrankungen von:* Luftröhrenzweig, Bindehaut, (Lungen-) Hilus!
g) *Lesen und übersetzen Sie:* Tendo m. bicipitis, Artt. metacarpophalangeae, Rec. sphenoethmoidalis, Lig. popliteum obliquum, M. brachioradialis, Linea alba abdominis, Proc. lateralis/medialis tuberis calcanei!
h) *Übersetzen Sie:* rechte Lunge, kurzer Strecker des Daumens, Schilddrüse, seitlicher Fortsatz des Sprungbeins, querverlaufende Gaumennaht, langer (= längster) Kopfmuskel!
i) *Führen Sie folgende Begriffe auf lateinische Vokabeln zurück:* Fissur, Induration, Labyrinth; horizontal, prinzipiell, separat!

XV

1. Gemischte Deklination, S. 166 f.
2. Zahlen, S. 168 f.

Wb.: 1. Präfix prae-, S. 23
2. vom Part. Perf. Pass. abgeleitete Substantive der u-Dekl.,

Sätze

1. In cranio cerebrali cerebrum inclusum est, in cranio faciali dentes aliaque. 2. Dicimus de duabus dentionibus. Sunt viginti dentes decidui, qui sexto fere[1] anno[2] decidunt, et triginta duo dentes permanentes, sedecim in mandibula, sedecim in maxilla. 3. Habemus in mandibula quattuor dentes incisivos, duos dentes caninos, quattuor dentes praemolares, sex dentes molares totidemque[3] dentes in maxilla. 4. In dente cognoscimus coronam, collum, radicem dentis cum apice radicis dentis. 5. Corona dentis est pars enamelo illita, radix dentis est pars cemento illita. 6. Cavum dentis repletum est pulpa dentis, quae in canali radicis quoque[4] inest. 7. Cognoscuntur tres partes aurium: auris externa, media, interna. Auris externa constat ex auricula et meatu acustico externo cum parte tympanica, parte petrosa, parte squamosa ossis temporalis. In aure media, quae in parte petrosa ossis temporalis sita est, cognoscimus membranam tympani, cavum tympani cum ossiculis auditus, cum malleo, incude, stapede, antrum mastoideum cellulasque mastoideas, tubam auditivam. 8. Pelvis osse sacro et duobus ossibus coxae, dextro et sinistro osse coxae, formatur[5]. 9. Distinguimus basin cordis et apicem cordis. 10. Os coxae ex tribus ossibus constat: ex osse ilium, osse ischii, osse pubis. Corpora trium ossium fingunt acetabulum. Cognoscimus triginta tres vel triginta quattuor vertebras columnae vertebralis. 12. Sunt duodecim vertebrae thoracicae, septem vertebrae cervicales, quinque vertebrae lumbales. Viginti quattuor vertebrae sunt mobiles, dicuntur vertebrae verae. 13. Praeterea sunt duo ossa: os sacrum, quod oritur ex quinque vertebris, et os coccygis, quod constat ex quattuor vel quinque vertebris. Os sacrum et os coccygis sunt vertebrae spuriae. 14. Prima vertebra cervicalis dicitur atlas; est formā anuli, est sine corpore et sine processibus articularibus. Secunda vertebra est axis, septima est vertebra prominens.

Übungen

a) *Deklinieren Sie:* Pars costalis, Os nasale dextrum, Dentes incisivi, Facies buccalis dentis, Auris interna!

---

[1] ferē (Adv.) ungefähr. [2] annus, ī m. Jahr. [3] totidem ebenso viele. [4] quoque (nachgestellt) auch. [5] förmāre formen.

Zweiter Teil: Lektionen

b) *Übersetzen oder erklären Sie folgende Ableitungen:* acetabularis, axialis, condylaris, dentalis; ischiadicus, iliacus; osseus; interalveolaris, interdentalis, interosseus, interiliacus!
c) *Was bedeutet:* atlantoaxialis, auriculotemporalis, ilioinguinalis, ischiofemoralis, petrooccipitalis, pubofemoralis, sacrospinalis, sulcomarginalis?
d) *Nennen Sie zu folgenden Deminutivformen die zugrunde liegenden Vokabeln mit Genitiv und Genus:* corpusculum, ductulus, particula, venula!
e) molaris – praemolaris (3.1); *was heißt:* praelaryngeus (= praelaryngealis), praepubicus, praesternalis, praevertebralis; Fissura praepyramidalis, N. praesacralis, V. praepylorica, Lamina praetrachealis?
f) trahere – tractum – tractus; *übersetzen Sie folgende Substantive und nennen Sie die zugrunde liegenden Verben mit Part. Perf. Pass.:* auditus, effectus, motus, positus, visus!
g) *Lesen und übersetzen Sie:* A. thoracoacromialis, Art. atlantooccipitalis, Proc. mastoideus, Pars nasalis ossis frontalis, Ossa metacarpalia, Fissura petrotympanica, Arcus palatopharyngeus, Lig. sacroiliacum dorsale, Ductus nasofrontalis!
h) *Bilden Sie nach dem Muster „iliotibialis" (Darmbein-Schienbein-) zusammengesetzte Adjektive, die eine Verbindung des Darmbeins mit Oberschenkel, Lende, Schambein, Kreuzbein bezeichnen!*
i) *Führen Sie folgende Begriffe auf zugrunde liegende Vokabeln zurück:* Dentist, Molar, Zement; axial, partiell, primär!

XVI

Komparation der Adjektive, S. 169 f.

Sätze

1. Venter posterior musculi digastrici originem habet ab incisura mastoidea, venter anterior a fossa digastrica mandibulae. 2. Atlas habet duos arcus, arcum anteriorem cum tuberculo anteriore et arcum posteriorem. Processus spinosus arcus posterioris minutus est[1] ad tuberculum posterius. Arcus anterior brevior est quam arcus posterior. 3. Arcus atlantis secum[2] coniunguntur in massis lateralibus, in quibus foveae articulares superiores et foveae articulares inferiores cognoscuntur. 4. In tabulis anatomicis, in quibus situs musculorum demonstratur, videmus multos musculos ut musculum teretem majorem et minorem, musculum longissimum dorsi, musculum rhomboideum majorem et minorem, musculum serratum anteriorem et posteriorem, musculum pectoralem majorem et minorem aliosque

---

[1] minūtus est er hat sich reduziert. [2] sēcum miteinander.

musculos. 5. Musculi coxae sunt musculus iliopsoas, qui constat ex musculo
psoas majore, musculo psoas minore, musculo iliaco, et musculi glut(a)ei
et quidem[1] musculus glut(a)eus maximus, medius, minimus, et musculi
gemelli, musculus gemellus superior et inferior, et alii musculi. 6. Trochan-
teres, trochanter major et minor, qui in femore videntur, linea intertrochanterica et crista intertrochanterica secum[2] coniunguntur. 7. Pelvis linea ter-
minali in pelvem majorem et in pelvem minorem dividitur. In pelve minore
duas aperturas, aperturam pelvis minoris superiorem et inferiorem, cognoscimus. 8. Duo ligamenta, ligamentum longitudinale anterius et posterius,
sunt ligamenta totius[3] columnae vertebralis. 9. Omnium vasorum vasa capil-
laria minima, et tenuissima sunt. 10. Unus ex ramis, quibus regio clavicularis
nutritur, est arteria thoracica suprema. 11. Arteria thyr(e)oidea ima ad isth-
mum pervenit. 12. In cortice cerebri varias laminas distinguimus; dicimus
de lamina zonali, granulari externa et interna, pyramidali externa et interna, multiformi, infima.

Übungen

a) *Deklinieren Sie:* Vena pulmonalis inferior, Rami nasales posteriores,
Plexus dentalis superior, Regio colli anterior, Foramen palatinum majus!
b) *Übersetzen Sie folgende Ableitungen und nennen Sie die zugrunde liegenden Vokabeln:* corticalis, talaris; trochantericus; ramulus, vasculum;
rhombencephalon!
c) *Erschließen Sie auf Grund bekannter Ableitungen die Bedeutung folgender
Substantive:* capillus, i m., granulum, i n., tempora, um n., vermis, is m.,
zona, ae f.!
d) *Übersetzen Sie folgende Richtungsangaben und nennen Sie jeweils den
Gegensatz:* obere, hintere, innere! *Was bedeutet:* infimus, majus, suprema,
minimus?
e) *Übersetzen Sie und nennen Sie den Gegensatz:* ventralis, cranialis, tibialis,
lateralis, ulnaris, superficialis, plantaris!
f) *Lesen und übersetzen Sie:* Angulus inf./sup. scapulae, Vv. intercostales
post., N. cutaneus antebrachii post., Fossa supraclavicularis minor, Incisura ischiadica major, A. tibialis ant./post., A. intercostalis suprema, R.
inf./sup. ossis pubis, Paries ant./post. ventriculi!
g) *Übersetzen Sie:* hintere Zwischenrippenarterien, vordere Siebbein-
arterie, obere Lippenarterie, großer Unterzungengang, kleiner Rollhügel,
kleines Höckerchen des Oberarms, obere/untere Öffnung des Brust-
korbs!
h) *Führen Sie folgende Begriffe auf lateinische Vokabeln zurück:* Granula-
tion, Kapillaren, Maximum, Minorität, Separation, Superiorität; minimal,
subkortikal!

---

[1] quidem (Adv.) zwar. [2] sēcum miteinander [3] tōtus, a, um (Gen. Sing. -īus) ganz.

Zweiter Teil: Lektionen

XVII

Adjektive und Substantive mit lateinischem Präfix, S. 22 ff.
Wb.: 1. Suffix -inus, S. 19
2. Präfixe retro-, semi-, S. 24, 25

Sätze

1. Arteria axillaris oritur infra claviculam et musculum subclavium ab arteria subclavia, deinde[1] pervenit in inferiorem marginem musculi pectoralis majoris. 2. Glandulae suprarenales, quae capsula adiposa separatae sunt, in extremitatibus superioribus renum sitae sunt. 3. Cognoscimus laminas fasciae cervicalis et spatia fasciae cervicalis; dico laminam praetrachealem, praevertebralem, superficialem et spatium suprasternale, praelaryngeale, retropharyngeum. 4. Nervus laryngeus recurrens inter tracheam et oesophagum pertinet ad laryngem. 5. Valva aortae formatur ut valva trunci pulmonalis ex tribus valvulis semilunaribus, quae ex situ valvula semilunaris posterior, dextra, sinistra nominantur. 6. In parte alveolari mandibulae et in processu alveolari maxillarum alveoli dentales siti sunt, qui septis interalveolaribus et septis interradicularibus separantur. 7. Angulus infrasternalis formatur dextro et sinistro arcu costali; cum exspiramus, forma anguli infrasternalis est acuta. 8. Magnus est numerus glandularum; dico exempli causa glandulas sublinguales, sudoriferas, areolares, circumanales, duodenales, praeputiales. 9. In osse occipitali cognoscimus incisuram jugularem, processum jugularem et processum intrajugularem, tuberculum jugulare. 10. In ulna praeter olecranon, processum coronoideum, marginem interosseum videmus circumferentiam articularem, quae sita est in incisura ulnari radii. 11. De anteversione uteri dicimus, cum uterus in anteriorem partem pelvis minoris versus est. Praeterea medici dicunt de anteflexione et antepositione uteri, de retroflexione et retroversione uteri. 12. Interdum[2] margines musculi recti abdominis cum tribus intersectionibus tendineis bene[3] cognoscuntur. Superior intersectio tendinea prope[4] processum xiphoideum sita est, inferior prope umbilicum. 13. Cutis constat ex epidermi, ex corio, ex subcute.

Übungen

a) *Deklinieren Sie:* Spatia intercostalia, Vena suprarenalis, Nervus suprascapularis, Arcus dentalis, Tuberculum majus humeri!
b) *Erschließen Sie auf Grund bereits bekannter Ableitungen die Bedeutung folgender Substantive:* anus, i m., areola, ae f., axilla, ae f., duodenum, i n., pectus, oris n., praeputium, i n., sudor, oris m.!

---

[1] deinde (Adv.) darauf. [2] interdum (Adv.) bisweilen. [3] bene (Adv.) gut. [4] prope (Akk.) in der Nähe (von).

c) *Was bedeutet:* dentatus, denticulus, denticulatus; valvularis; interphalangeus, supraopticus; hepatoduodenalis?
d) palatum – palatinus (1.7); *was heißt:* pelvinus, sacropelvinus, uterinus?
e) pharynx – pharyngeus – retropharyngeus (3.4); *was bedeutet:* retroauricularis, retromandibularis, retromaxillaris; Rec. retrooesophageus, Spatium retropubicum?
f) luna – (lunaris) – semilunaris (3.3); *was bedeutet:* semicanalis, semilateralis, semispinalis?
g) *Lesen und übersetzen Sie:* Mm. interossei palmares/dorsales, Vv. thoracoepigastricae, Rec. axillaris, M. pectoralis minor, Lig. hepatoduodenale, Truncus thyrocervicalis!
h) *Übersetzen Sie:* Gelenkkapsel, Faserkapsel (= faserreiche Kapsel), Fettkapsel; Nasenbein, Schläfenbein, Schlüsselbein (!); Brustfaszie, Brustmuskel!
i) *Nennen Sie zu folgenden Wörtern zugrunde liegende Vokabeln:* Ossifikation, Version; retrobulbär, exspiratorisch; expektorieren, formieren!

XVIII

Adjektive und Substantive mit griechischem Präfix, S. 27 ff.

Wb.: Präfixe epi-, hypo-, meso-, para-, S. 28, 31, 29

Sätze

1. Plexus aorticus abdominalis dividitur in duos plexus iliacos et in plexum hypogastricum superiorem, qui primum[1] in pelvem minorem pervenit, tum[1] infra promontorium nervis hypogastricis continuatur. 2. In regione abdominis superiore distinguimus tres regiones; dicimus de regione hypochondriaca dextra et sinistra et de regione epigastrica. 3. Sectum cerebellum est formā, quae arbori vitae similis est. 4. Praeter vermem cognoscimus hemisphaeria cerebelli variosque lobulos, lobulum quadrangularem, semilunarem superiorem et inferiorem, biventrem. 5. Dicimus de variis gyris cerebri, exempli causa de gyro parahippocampali, gyro paraterminali, gyro fasciolari, gyro dentato. 6. Sunt tres nervi linguae: nervus glossopharyngeus, nervus lingualis, nervus hypoglossus. A radice linguae tres plicae ad epiglottidem perveniunt: plica glossoepiglottica mediana et duae plicae glossoepiglotticae laterales, quae valleculas epiglotticas circumdant. 7. Antifebrilia remedia sunt medicamenta, quae febrim reducant[2], antineuralgica remedia minuant[2] dolores. 8. Medici aliis anaesthetica remedia, quae dolores leniant[2], praecipiunt, aliis anabiotica, quae homines roborent, aliis diuretica, quibus urina facilius[3] emittatur[4]. 9. Periarthritis est inflammatio, quae circum

---

[1] primum – tum zunächst – dann. [2] die ... sollen. [3] facilius (Adv.) leichter. [4] ūrīnam ēmittere Wasser lassen.

articulationem cognoscitur, periodontitis est inflammatio periodontii, quod
dentes nervis vasisque circumdat, perichondritis est inflammatio peri-
chondrii. 10. Morbi auditus sunt anakusis et hypakusis et hyperakusis.
Medici dicunt etiam de dysakusi. 11. Diabetes mellitus est morbus, quo
multi homines affecti sunt[1].

Übungen

a) *Deklinieren Sie:* Gyrus paraterminalis, Recessus duodenalis superior,
Plica epigastrica, Venter posterior, Facies interlobares!
b) *Bilden Sie zu folgenden Substantiven parallel jeweils Gen. Sing., Nom. und
Gen. Plur.:* os, gyrus, capsula, stapes, sinus, dens, facies!
c) *Unterscheiden Sie:* gastricus, gastritis, gastrula; gastrocolicus, gastroduodenalis, gastropancreaticus, hepatogastricus!
d) gaster – epigastrium, mesogastrium, hypogastrium (4.1/4.4); *nennen Sie die
zugrunde liegenden Vokabeln und die Bedeutung folgender Ableitungen:* epicondylus, epicranius, epithalamus; mesocardium, mesohepaticum; hypothalamus, corticohypothalamicus!
e) terminus – terminalis – paraterminalis (4.1); *was bedeutet:* parasternalis,
parauterinus, paraventricularis; Gll. parathyroideae, Spatium parapharyn-
geum, Sulci paracolici?
f) *Lesen und übersetzen Sie:* N. iliohypogastricus, Tr. olfactomesencephalicus, Rr. auriculares ant., V. frontoparietalis interna, Nn. anococcygei,
Canalis palatinus major, Facies dorsalis ossis sacri, Plexus lumbosacralis,
Arcus palatoglossus!
g) *Nennen Sie die lateinischen Formen oder zugrunde liegende Vokabeln zu
folgenden Begriffen:* Arboretum, Exspiration, Hemisphäre, Urin; anti-
neuralgisch, rekursiv, vital; emittieren, sezieren, simulieren!

XIX

Zusammengesetzte Adjektive, S. 33 f.

Wb.: Suffix -arius, S. 19

Sätze

1. Arteria circumflexa humeri anterior primum[2] flectitur circum collum
chirurgicum, tum[2] infra musculum coracobrachialem ad sulcum intertuber-
cularem ducitur. 2. Menisci, meniscus medialis et lateralis, magni momenti[3]
sunt flexioni genus. Meniscus lateralis ligamento meniscofemorali posteriore
ad ligamentum cruciatum posterius affixus est. 3. Costae iunguntur ligamentis

---

[1] afficere (affectum) befallen. [2] prīmum – tum zunächst – dann. [3] māgnī momentī esse
(Dat.) von großer Bedeutung sein (für).

et articulationibus ut articulationibus sternocostalibus et costovertebralibus.
4. Inter sternum, claviculam costasque videmus ligamentum costoclaviculare, interclaviculare, sternoclaviculare anterius, sternocostale intraarticulare, ligamenta sternocostalia radiata ligamentaque costoxiphoidea. 5. Pars lumbalis diaphragmatis constat ex duobus cruribus, ex crure mediali et laterali. Crus laterale oritur a duobus arcibus; alter[1] arcus est arcus lumbocostalis medialis, alter[1] lumbocostalis lateralis. 6. Omentum minus inter hepar et ventriculum cognoscitur. Partes omenti minoris sunt ligamentum hepatoduodenale et hepatogastricum. 7. Plexus venosi vertebrales interni communicantur venis basivertebralibus cum plexu venoso vertebrali externo anteriore, venis intervertebralibus cum venis lumbalibus et intercostalibus. 8. Larynx, qui medio in collo infra os hyoideum situs est, usui est respirationi et phonationi. In larynge cognoscitur prominentia laryngea cum incisura thyroidea superiore et ligamentum cricothyroideum. 9. Pharynx constringitur musculis constrictoribus pharyngis (musculo constrictore pharyngis superiore, medio, inferiore) et levatur musculo stylopharyngeo et musculo palatopharyngeo. 10. Platysma et musculus sternocleidomastoideus sunt musculi colli, sunt synergistae inferiorum et superiorum musculorum ossis hyoidei. 11. Hi[2] sunt inferiores musculi ossis hyoidei: musculus sternohyoideus, sternothyroideus, thyrohyoideus, omohyoideus. 12. Musculus stylohyoideus, venter posterior et venter anterior musculi digastrici, musculus mylohyoideus, musculus geniohyoideus aliique sunt musculi superiores ossis hyoidei.

Übungen

a) *Deklinieren Sie:* Articulationes sternocostales, Omentum majus, Chiasma plantare, Fascia superficialis abdominis, Os hyoideum (Sing.)!
b) *Was bedeutet:* anterolateralis, costopleuralis, corticothalamicus, deltoideopectoralis, sacrotuberalis?
c) *Bilden Sie aus folgenden Begriffen zusammengesetzte Adjektive:* Jochbein – Schläfenbein, Rabenschnabelfortsatz – Schlüsselbein, Nase(nbein) – Oberkiefer, Rippe – Zwerchfell!
d) articulus (= articulatio) – articularis – intraarticularis (3.1); *übersetzen Sie:* intrapelvinus, intratendineus; Synchondroses intraoccipitales, Nuclei intralaminares thalami, Sulcus intraparietalis!
e) costa – costarius (1.8); *nennen Sie die Ausgangsvokabeln zu folgenden Ableitungen:* coronarius, tubarius, urinarius; transversarius, costotransversarius!
f) *Nennen Sie die Verben mit Infinitiv und Part. Perf. Pass., die folgenden Substantiven zugrunde liegen:* antepositio, inflammatio, respiratio!
g) *Lesen und übersetzen Sie:* Rr. alveolares sup., Lig. coracohumerale,

---

[1] alter – alter der eine – der andere. [2] hi diese; zum Demonstrativpronomen hic, haec, hoc vgl. Formenlehre S. 149

Foramen zygomaticofaciale, Sutura temporozygomatica, Vasa epigastrica inf., Nc. parafascicularis, Regio subhyoidea!
h) *Übersetzen Sie:* Lebergang, Lebervene, Leber-Magen-Band; Schläfenlinie, Grenzlinie, vordere Gesäßlinie; Darmbeinkamm, Darmbeingrube, hinterer oberer Darmbeinstachel!
i) *Führen Sie folgende Begriffe auf zugrunde liegende Vokabeln zurück:* Assimilation, Kommunikation; intraabdominell, prominent, usuell!

XX

Adjektive und Substantive mit Suffixen (Zusammenfassung), S. 16 ff.

Wb.: mit a- oder ab- präfigierte Verben, S. 22

Sätze

1. Pes anserinus cognoscitur prope eum locum, quo[1] tres musculi (musculus sartorius, gracilis, semitendinosus) post epicondylum medialem femoris se[2] tangunt. Bursa anserina sita est inter tendines et os. 2. Hi musculi, musculus biceps femoris, semitendinosus, semimembranosus, flectunt crus, extendunt et adducunt femur. 3. Septem ossa tarsi sunt: talus, calcaneus, os naviculare, os cuboideum, tria ossa cuneiformia. 4. Numerosae[3] sunt cartilagines, quas in larynge cognoscimus; dico cartilaginem thyroideam, cricoideam, arytaenoideam, epiglotticam, cuneiformem corniculatamque. 5. Infra ligamentum inguinale videtur hiatus saphenus cum margine falciformi. Supra hiatum saphenum reperitur[4] fascia cribrosa. 6. Nervi olfactorii a lamina cribrosa ossis ethmoidalis ad bulbum olfactorium rhinencephali pertinent. 7. Articulationes manus sunt articulatio radiocarpea et articulatio mediocarpea. Caput articulare ex osse scaphoideo, osse lunato, osse triquetro fingitur. Cum osse triquetro iunctum est os pisiforme. Articulationes metacarpi sunt articulationes carpometacarpeae cum articulationibus intermetacarpeis et articulatione carpometacarpea pollicis. In digitis de articulationibus metacarpophalangeis et interphalangeis dicimus. 8. Tunica fibrosa bulbi ex sclera et cornea constat, tunica vasculosa bulbi ex chorioidea, ex corpore ciliari, ex iride. 9. Partes corporis ciliaris sunt orbiculus ciliaris, corona ciliaris, musculus ciliaris. 10. In chorioidea distinguimus quattuor laminas, laminam suprachorioideam, vasculosam, choriocapillarem, basalem. In iride marginem ciliarem cum angulo iridocorneali et marginem pupillarem cognoscimus. 11. Magnitudo[5] aperturae pelvis minoris superioris feminae significatur[6] diametris: conjugata vera (diametro mediana), diametro transversa, obliqua prima et secunda. Diameter obliqua prima ab articulatione sacroiliaca dextra ad eminentiam iliopectineam sinistram pertinet.

---

[1] prope eum locum, quō in der Nähe der Stelle, wo. [2] sē (Akk.) sich. [3] numerōsus, a, um zahlreich. [4] reperīre finden. [5] māgnitūdo, inis f. Größe. [6] sīgnificāre angeben.

Übungen

a) *Deklinieren Sie:* Rami hepatici, Cartilago cuneiformis, Arcus palmaris profundus, Menisci articulares, Lobulus quadrangularis inferior!
b) *Übersetzen oder erklären Sie folgende Ableitungen und nennen Sie die zugrunde liegenden Vokabeln:* cornealis, tarsalis, vitalis; iridicus; pisometacarpeus, talocalcaneonavicularis; aortitis, bursitis, colitis, coxitis, gastroduodenitis!
c) *Erschließen Sie auf der Grundlage bereits bekannter Ableitungen die Bedeutung folgender Substantive:* cuneus, i m., falx, falcis f., pecten, inis m.!
d) ducere – abducere (3.1); *übersetzen Sie:* abesse, amittere, amovere, avertere!
e) *Lesen und übersetzen Sie:* Bursa synovialis bicipitoradialis, Ductus pancreaticus major, Art. calcaneocuboidea, Spina nasalis ant., Sulcus bicipitalis, Truncus linguofacialis, Caput longum m. bicipitis, Nervus occipitalis major!
f) *Übersetzen Sie:* Keilbein-Siebbein-Vertiefung, Sprungbein-Kahnbein-Band, Spalte des (dreh-)runden Muskels, vorderer Rand des Wadenbeins, Muskeln unterhalb des Zungenbeins!

XXI

1. **Part. Präs. Akt. (Zusammenfassung)**, S. 156; 177
2. **Part. Perf. Pass. (Zusammenfassung)**, S. 157; 177

Wb.: Suffixe -formis, -ivus, -tudo, S. 19, 21

Sätze

1. Aorta ascendens arcu cum aorta descendenti iuncta est. 2. Sunt multae arteriae et multi rami ut arteriae communicantes (arteria communicans anterior et arteria communicans posterior), arteriae ascendentes et descendentes ut arteria palatina ascendens. Arteria palatina descendens descendit per canalem palatinum majorem ad tonsillam et ad palatum molle et durum. 3. Rami communicantes cum nervo faciali sunt rami nervi auriculotemporalis. Ramis perforantibus arteriae thoracicae internae perforatur paries sterni. 4. Per canalem inguinalem viri ductus deferens et vasa testicularia ducuntur, per canalem inguinalem feminae ligamentum teres uteri. 5. Nervus hypoglossus cum vena comitanti nervi hypoglossi ad musculos linguae currit. 6. Nervus abducens abducit bulbum oculi. Currit inter pontem et pyramidem medullae oblongatae per matrem duram et per sinum cavernosum, deinde[1] invadit per fissuram orbitalem superiorem in orbitam nutritque musculum rectum lateralem. 7. Hi musculi: musculus opponens digiti

---
[1] deinde (Adv.) darauf.

Zweiter Teil: Lektionen 62

minimi, musculus abductor (digiti minimi), musculus flexor (digiti minimi) brevis, musculus palmaris brevis, digitum minimum abducunt, flectunt opponuntque. 8. Pollex musculo opponenti pollicis opponitur aliis digitis. 9. Sympathicus est nervus accelerans, functionem cordis accelerat; nervus parasympathicus retardat. 10. Ductuli, qui ad rete testis non perveniunt, ductuli aberrantes dicuntur. 11. Lamina affixa est tenuis pars parietis telencephali, quae posita et affixa est in thalamo. 12. Ligamentum reflexum pertinet a ligamento inguinali ad lineam albam. 13. Ligamentis cruciatis, ligamento cruciato anteriore et posteriore, genu flexum firmatur. 14. Inter lobum temporalem et chiasma opticum substantia perforata anterior videtur. 15. Arteria circumflexa femoris lateralis, quae sub musculo recto femoris videtur, dividitur in ramum ascendentem et in ramum descendentem. 16. Ramus ascendens cum arteria circumflexa femoris mediali iungitur, ramus descendens cum arteriis perforantibus et rete articulari genus.

Übungen

a) *Deklinieren Sie:* Ramus perforans, Colon descendens, Regio genus posterior, Venae cordis anteriores!
b) *Übersetzen oder erklären Sie folgende Ableitungen, nennen Sie zugrunde liegende Vokabeln:* femininus, pontinus, frontopontinus, frontooccipitopontinus; cuticula, renculus; talonavicularis, temporomandibularis, thalamocorticalis, thalamostriatus; sinusitis maxillaris, deferentitis!
c) *Bilden Sie von folgenden Verben das Part. Präs. Akt.:* miscere, laborare, prominere, audire, permanere!
d) *Übersetzen Sie:* wegführende Gefäße, aufsteigender Dickdarm, beschleunigende Nerven, lindernde Mittel!
e) *Übersetzen Sie folgende Substantive und nennen Sie die zugrunde liegenden Verben mit Part. Perf. Pass.:* aberratio, cursus, descensus, formatio, intersectio, radiatio, scriptor!
f) magnus – magnitudo (2.7); *was bedeutet:* fortitudo, latitudo, longitudo, multitudo, similitudo?
g) audire – auditum – auditivus (1.9); *nennen Sie zu folgenden Ableitungen die Verben:* incisivus; deduktiv, derivativ, rekursiv, sensitiv!
h) funda – fundiformis (1.10); *was bedeutet:* bulbiformis, filiformis, multiformis, pectiniformis, sacciformis?
i) *Lesen und übersetzen Sie:* A. cervicalis ascendens, A. genus descendens, A. alveolaris inf., Pars tibionavicularis lig. deltoidei, Lig. pleurovertebrale, Gyrus frontalis inf., M. papillaris ant./post., Adipositas cordis, Cor nervosum, Sinus sphenoparietalis, Plicae glossoepiglotticae laterales, Plica gastropancreatica, Tr. temporopontinus!
k) *Nennen Sie zu folgenden Wörtern Synonyme:* apertura, cor, papilla; biventer, sublingualis!
l) *Führen Sie folgende Begriffe auf zugrunde liegende Vokabeln zurück:* Akzeleration, Essenz, Exkurs, Opposition; funktionell, viril; perforieren!

XXII

1. Adverb, S. 172
2. Imperative, S. 173
3. 3. Pers. Sing. und Plur. Konj. Präs. Akt. und Pass., S. 173 f.
4. Gerundium und Gerundivum, S. 174 f.
Wb.: Suffix -ideus, S. 19

Sätze

1. Medicus aegrotos non recte curat, nisi[1] ei[2] origo morbi nota est. Cum origo auscultando et palpando et percutiendo cognita est, medicus aegrotos tuto et celeriter curet sanetque. 2. Ab apothecario[3] accurate praecipitur, quo modo[4] famuli remedia mixturasque parent. Multis modis[4] mixturae parantur: frigide, calide, grosse, subtiliter parentur. Semper recenter misceantur. 3. Famuli in praeceptis medicorum haec legunt[5]: "recipe (Rp., Rep.), signa (S., s.), da (D., d.); misce, ut fiant pilulae (m. ut f. pil.); divide (div.), filtra (filtr.), infunde (inf.), detur (d.), (re)iteretur, ne (re)iteretur, coquatur, bis repetatur" aliaque. 4. Studiosi artem secandi bene discant. In secando se exerceant. 5. Morbus, qui in statu nascendi a medico dignoscitur, saepe curatur et sanatur. 6. Interdum[6] in mandendo vel oscitando vel sternuendo neuralgia oritur in ramo nervi trigemini vel ramo ophthalmico vel ramo maxillari vel ramo mandibulari. 7. Medicus curandi peritus ad aegrotum venit, inspicit aegrotum praecipitque remedium sumendum. 8. Aegrotus accurate auscultandus et palpandus est. Spes reconvalescendi est. 9. Excitantia remedia, quae cor nervosque excitent, paranda sunt. 10. Multis aegrotis sal reiciendum est. 11. Famulis mixturae agitandae, remedia paranda, tum[7] separanda sunt. 12. Non semper[8] dentes, qui dolent, extrahendi sunt.

Übungen

a) *Deklinieren Sie:* Pars tensa, Articulatio temporomandibularis, Plexus lumbosacralis, Gastritis acuta!
b) *Bestimmen Sie:* curandi, curanti, curantis, curandis, curandum, curantem!
c) *Was heißt:* sanandi sunt, extrahendus est, remedia praecipienda erant, miscendi causa, consultandum est, sumendo?
d) corona – coronoideus (1.11); *was bedeutet:* ellipsoideus, lambdoideus, rhomboideus, sigmoideus, trapezoideus?

---

[1] nisi wenn nicht. [2] ei ihm. [3] apothēcārius, ī m. Apotheker. [4] quō modō auf welche Weise, wie; multis modis auf viele Arten. [5] legere lesen. [6] interdum (Adv.) bisweilen. [7] tum (Adv.) dann. [8] semper (Adv.) immer.

Zweiter Teil: Lektionen

e) *Nennen Sie zu folgenden Verben das Part. Perf. Pass.:* complicare, componere, tegere, separare, extendere, incidere!

f) *Was heißt:* Medulla oblongata, Genu recurvatum, Substantia perforata anterior, Lamina perforata?

g) *Übersetzen Sie:* erworbener Leistenbruch, zusammengesetztes Gelenk, angeborene Verrenkung, zusammengefaltetes Läppchen!

h) *Beachten Sie den unterschiedlichen Geltungsbereich der Vokabel* spina *und der davon gebildeten Ableitungen:* Spina scapulae, Spina iliaca, Medulla spinalis, Mm. semispinales, Fossa infraspinata, Proc. spinosus, Tractus spinothalamicus anterior/lateralis!

i) *Lesen und übersetzen Sie:* Lig. calcaneofibulare, Art. talocalcaneofibularis, Facies articularis calcanea ant., Paries membranaceus, Plexus cardiacus, Sutura occipitomastoidea, Canalis musculotubarius, Venter inf./sup. m. omohyoidei, Trigonum omoclaviculare!

k) *Nennen Sie zu folgenden Begriffen zugrunde liegende Vokabeln:* Affix, Agitation, Neuralgie, Reflexion; präparieren, subsumieren!

DRITTER TEIL:

Wörterverzeichnis zu den Lektionen

Vorbemerkungen

1. Gemäß der in der lateinischen Sprache geltenden Kleinschreibung sind alle Wörter klein geschrieben. Damit findet der in der medizinischen und naturwissenschaftlichen Fachsprache geübte Brauch der Großschreibung von Termini hier keine Berücksichtigung.
2. Zusammengesetzte Adjektive nach dem Muster „costoclavicularis" werden aus Gründen der Vereinfachung nicht vollständig übersetzt, sondern in einer der medizinischen Praxis angepaßten Weise deutsch wiedergegeben (costoclavicularis: Rippen- Schlüsselbein-).
3. Mit „" versehene Wörter lassen eine adäquate Wiedergabe im Deutschen nicht zu.
4. Die mit vorangestelltem * versehenen Wörter gelten nicht als Lernvokabeln.
5. Die den Vokabeln angefügten Zahlen verweisen auf Fußnoten, die Terminusableitungen aus dem medizinischen und naturwissenschaftlichen Bereich angeben.
6. Die fett gedruckten Vokabeln gehören zum grammatischen Stoff der Lektionen.

I

anatomia, ae f. (gr.)
    Anatomie
    E: anatomy
    F: l'anatomie
    R: анатомия

esse
    sein
    F: être

est
    er (sie, es) ist
    F: il est
    R: есть

sunt
    sie sind
    F: ils sont

*disciplīna, ae f.
    Lehre, Lehrbereich, Wissenschaft (-szweig)
    E: discipline
    F: la discipline
    R: дисциплина

Dritter Teil: Wörterverzeichnis zu den Lektionen

medicīna, ae f.	Medizin, Heilkunde, -mittel E: medicine F: la médecine R: медицина
*studiōsa, ae f.	Studentin E: vgl. studious F: vgl. studieux, -se R: vgl. студентка
vertebra, ae f.	Wirbel[1] E: vertebra F: la vertèbre
vertebrālis, e	zum Wirbel gehörend, Wirbel-, vertebral[2] E: vertebral F: vertébral, -e
fovea, ae f.	(rundliche) Grube E: fovea
fossa, ae f.	(längliche) Grube, Vertiefung E: fossa F: la fosse
et	und, auch F: et
-que	und
dēmōnstrāre	zeigen, hinweisen, demonstrieren E: to demonstrate F: vgl. montrer R: демонстрировать
dēmōnstrat	er (sie, es) zeigt, weist hin, demonstriert
dēmōnstrant	sie zeigen, weisen hin, demonstrieren
in (Akk.: wohin? Abl.: wo?)	in, an, auf E: in F: in-
medulla, ae f.	Mark[3] E: medulla F: la médulle

---

[1] Vertebrata: Wirbeltiere; vertebragen: wirbelsäulenbedingt. [2] lumbales Vertebralsyndrom: arthritische Veränderung an der unteren Lendenwirbelsäule. [3] Medulla spinalis: Rückenmark.

Dritter Teil: Wörterverzeichnis zu den Lektionen

ē, ex (Abl.)   aus
                   E: ex
                   F: ex-

cōnstāre (ex)   bestehen (aus)

albus, a, um   weiß
                   F: vgl. albugineux, -se

grīseus, a, um   grau
                   E: griseous
                   F: gris, -e

substantia, ae f.   Bestandteil, Substanz
                   E: substance
                   F: la substance
                   R: субстанция

spectāre   sehen, betrachten
                   E: vgl. spectator
                   F: vgl. le spectateur

    spectat   er (sie, es) sieht, betrachtet
    spectant   sie sehen, betrachten

clāvicula, ae f.   Schlüsselbein
                   E: clavicle
                   F: la clavicule

scapula, ae f.   Schulterblatt
                   E: scapula
                   F: vgl. scapulaire

costa, ae f.   Rippe
                   F: la côte

costālis, e   zur Rippe gehörend,
                   Rippen-, kostal[4]
                   E: costal
                   F: costal, -e

vidēre   sehen, erkennen
                   E: to view
                   F: voir
                   R: видеть

    videt   er (sie, es) sieht, erkennt
    vident   sie sehen, erkennen

---

[4] Kostalatmung: mit dem Brustkorb erfolgende Atmung (weiblicher Typ).

Dritter Teil: Wörterverzeichnis zu den Lektionen 68

spīna, ae f.	Dorn, Stachel, Gräte, knöcherner Vorsprung[5] E: spine F: l'épine R: vgl. спина, спинной хребет
spīna scapulae	Schulterblattgräte E: spine of scapula
incīsūra, ae f.	**Einschnitt, Inzisur** E: incisure F: vgl. l'incision
suprā (Akk.)	oberhalb E: supra- F: supra- R: супра-
suprāspīnātus, a, um	oberhalb der Schulterblattgräte gelegen E: supraspinatus; vgl. supraspinal, supraspinous F: vgl. supraspinal, -e
īnfrā (Akk.)	unterhalb E: infra F: infra- R: инфра-
īnfrāspīnātus, a, um	unterhalb der Schulterblattgräte gelegen E: vgl. infraspinous F: vgl. infraspinal, -e
*situs, a, um	gelegen
columna, ae f.	**Säule** E: column F: la colonne R: колонна
columna vertebrālis	Wirbelsäule E: vertebral column F: la colonne vertébrale
cervīcālis, e	zum Hals gehörend, Hals-, zervikal[6] E: cervical F: cervical, -e R: цервикальный

---

[5] Spina bifida: Spaltwirbel. [6] Zervikalkanal: Gebärmutterhalskanal.

thōrācicus, a, um (gr.)	zum Brustkorb gehörend, Brustkorb-, Brust- E: thoracic F: thoracique
lumbālis, e	zur Lende gehörend, Lenden-, lumbal[7] E: lumbar F: lombaire
*alius, a, ud	ein anderer
sternālis, e	zum Brustbein gehörend, Brustbein- E: sternal
arcuārius, a, um	zum Rippenbogen gehörend, Rippenbogen-

1. fossa sita est — die Grube (ist gelegen) liegt
2. sunt costae — es gibt Rippen
3. supra spinam scapulae — oberhalb der Schulterblattgräte
4. infra spinam scapulae — unterhalb der Schulterblattgräte
5. in foveam (wohin?) — in die Grube
   in foveā (wo?) — in der Grube
6. ex substantiā albā constare — aus der weißen Substanz bestehen
7. vertebrae, foveae, fossae — Wirbel, rundliche Gruben und längliche Gruben
   = vertebrae, foveae fossaeque
   = vertebrae et foveae et fossae

II

artēria, ae f. (gr.) (A. = Arteria, Aa. = Arteriae)	Schlagader, Arterie[1] E: artery F: l'artère R: артерия
vēna, ae f. (V. = Vena, Vv. = Venae)	Ader, Vene E: vena, vein F: la veine R: вена
tunica, ae f.	Haut, Gewebsschicht, Hülle, Tunika E: tunica, tunic F: la tunique

---

[7] Lumbalpunktion: Lendenstich, Punktion des Wirbelkanals. [1] Arteriosklerose: Arterienverkalkung.

Dritter Teil: Wörterverzeichnis zu den Lektionen

intimus, a, um	innerste
	E: vgl. intimal
	F: intime
	R: интимный
medius, a, um	mittlere[2]
	E: vgl. medium
	F: vgl. médial, -e
	R: vgl. медиум
externus, a, um	äußere
	E: vgl. external
	F: externe
	R: экстерн
internus, a, um	innere
	E: vgl. internal
	F: interne
*nōmināre	(be)nennen
	E: to nominate
	F: nommer
frāctūra, ae f.	Bruch, Fraktur[3]
	E: fracture
	F: la fracture
	R: vgl. фракция
tībia, ae f.	Schienbein
	E: tibia
	F: le tibia
*vel	oder
fībula, ae f.	Wadenbein
	E: fibula
nōn	nicht
	F: non
diploē, ēs f. (gr.)	spongiöse Substanz der Schädelknochen, Diploe
	E: diploë
	F: le diploé
	R: диплоэ
inter (Akk.)	zwischen
	E: inter-
	F: entre

---

[2] Medium: Substanz, in der sich physikalische Vorgänge abspielen. [3] Fractura complicata: komplizierter (offener) Bruch, Knochenbruch mit gleichzeitiger Durchtrennung der Weichteile.

lāmina, ae f.	dünne Platte, Schicht, Blatt E: lamina F: la lame
seu od. sīve	oder
vitreus, a, um	gläsern, glasig, Glas- E: vitreous F: vitré, -e
multī, ae, a	viele E: multi- F: multi-
sūtūra, ae f.	(Knochen-) Naht, Sutur E: suture F: la suture
līnea, ae f.	Linie, Streifen; anat. auch Knochenleiste E: line F: la ligne R: линия
calvāria, ae f.	Schädeldach E: calvaria
*distinguere	**unterscheiden** E: to distinguish F: distinguer
r(h)aphē, ēs f. (gr.)	Naht(linie), Verwachsungslinie E: raphe F: le raphé
*medica, ae f.	Ärztin
*aegrōtus, a, um	krank
*aegrōta, ae f.	die Kranke
vīsitāre	besuchen, besichtigen E: to visit F: visiter R: vgl. визит
audīre	**(an)hören** E: vgl. auditive, auditory F: ouïr R: vgl. аудитория
accūrātē (Adv.)	sorgfältig E: accurate

Dritter Teil: Wörterverzeichnis zu den Lektionen

īnspicere(-iō)	**besichtigen, untersuchen**
	E: to inspect
	F: inspecter
	R: инспектировать
auscultāre	abhorchen, auskultieren[4]
	E: to auscultate
	F: ausculter
	R: аускультировать
percutere(-iō)	**abklopfen, perkutieren[5]**
	E: to percuss
	F: percuter
	R: перкутировать
palpāre	abtasten, palpieren[6]
	E: to palpitate
	F: palper
	R: пальпировать
mixtūra, ae f.	Mischung, Mixtur
	E: mixture
	F: la mixture
	R: микстура
miscēre	mischen
	E: to mix
	F: vgl. miscible
praecipere(-iō)	**anweisen, vorschreiben**
	E: vgl. precept
	F: vgl. le précepte
recipere(-iō)	**zurück-, aufnehmen**
	E: to receive
	F: recevoir
*famula, ae f.	Gehilfin
	E: vgl. famulus
dīluere	**auflösen, verdünnen**
	E: to dilute
	F: diluer
filtrāre	klären, filtrieren
	E: to filtrate
	F: filtrer
	R: фильтровать

---

[4] Auskultation: Abhören der im Körper entstehenden Schallzeichen. [5] Perkussion: Abklopfen. [6] Palpation: Abtasten.

Dritter Teil: Wörterverzeichnis zu den Lektionen

*coquere
: kochen
  E: to cook
  F: cuire

*filia, ae f.
: Tochter
  E: vgl. filial
  F: la fille

*statuere
: beschließen, hinstellen, festsetzen
  E: vgl. statute
  F: statuer
  R: vgl. статут

*cōnsultāre
: befragen, konsultieren
  E: to consult
  F: consulter
  R: vgl. консультировать

*venīre
: kommen
  F: venir

dūcere
: führen, leiten
  E: vgl. to conduct
  F: vgl. conduire

ad (Akk.)
: zu, bei, bis zu
  E: ad-

angīna, ae f. (gr.)
: Verengung, Halsentzündung, Angina[7]
  E: angina
  F: l'angine
  R: ангина

cōgnōscere
: kennenlernen, erkennen
  E: to cognosce
  F: connaître
  R: vgl. рекогносцировать

cūrāre
: behandeln, heilen, kurieren
  E: to cure
  F: vgl. curer

sānāre
: heilen
  E: vgl. sanative
  F: vgl. sanatoire
  R: vgl. санаторий

8. filia aegrota
: die kranke Tochter (attr.)

filia aegrota est
: die Tochter ist krank (präd.)

---

[7] Angina pectoris: Herzkranzgefäßverengung.

Dritter Teil: Wörterverzeichnis zu den Lektionen 74

 9. fractura tibiarum   Schienbeinbruch
10. aegrotis mixturas miscere   **für die** Kranken Mixturen mischen
11. tunic**am** extern**am** adventiti**am**   die äußere Haut Adventitia nennen
   nominare (dopp. Akk. b.
   nominare)
12. ad fili**am**   zu **der** Tochter
13. inter lamin**am** extern**am** et   zwischen **der** äußeren und inneren
   lamin**am** intern**am**   Platte

III

māgnus, a, um   groß
             E: vgl. magnitude

*****numerus, ī m.**   (An-)Zahl
             E: number
             F: le nombre
             R: номер

mūsculus, ī m.   **Muskel**
(M. = Mūsculus; Mm. = Mūsculī)   E: muscle
             F: le muscle
             R: мускул

sub (Akk.: wohin?, Abl.: wo?)   unter
             E: sub-
             F: sub-, sous
             R: суб-

subcostālis, e   unter der Rippe liegend
             E: subcostal
             F: vgl. sous-costal, -e

intercostālis, e   zwischen den Rippen liegend,
             Zwischenrippen-[1]
             E: intercostal
             F: intercostal, -e

orbita, ae f.   Augenhöhle
             E: orbit
             F: l'orbite
             R: орбита

orbitālis, e   zur Augenhöhle gehörend,
             Augenhöhlen-
             E: orbital
             F: orbital, -e

---

[1] Interkostalneuralgie: Schmerzen im Bereich eines oder mehrerer Zwischenrippennerven.

synergista, ae m. (gr.)	Zusammenwirker, Synergist[2]
	E: synergist
	F: vgl. la synergie
	R: синергизм
cum (Abl.)	mit
	E: vgl. co-, com-, con-
	F: vgl. co-, com-, con-
labōrāre (ex)	arbeiten; leiden (an)
	E: to labour
	F: labourer
	R: vgl. лаборатория
antagōnista, ae m. (gr.)	Gegenwirker, Gegenspieler, Antagonist[3]
	E: antagonist
	F: l'antagoniste
	R: антагонизм
contrā (Akk.)	gegen
	E: contra-
	F: contre
	R: контр
medicus, ī m.	**Arzt**
	E: vgl. medical man
	F: le médecin
	R: медик
nātūra, ae f.	Natur
	E: nature
	F: la nature
	R: натура
morbus, ī m.	**Krankheit**[4]
	E: vgl. morbid
tabula, ae f.	Tafel
	E: table
	F: la table
	R: таблица
*fōrma, ae f.	Gestalt, Form
	E: form
	F: la forme
	R: форма
dē (Abl.)	über, von
dīcere (dē)	nennen, sprechen (von)

[2] Synergismus: Zusammenwirken mehrerer Arzneimittel. [3] Antagonismus: Gegenwirkung von Muskeln. [4] Morbus anglicus: Rachitis; Morbidität: Zahl der Erkrankungen (statistisch).

Dritter Teil: Wörterverzeichnis zu den Lektionen

dīcere (ex)	nennen (nach)
	F: dire
ūnus, a, um (ex)	einer (von)
	F: un, -e
ūnipennātus, a, um	einfachgefiedert
bipennātus, a, um	doppeltgefiedert
	E: bipennate
*praeter (Akk.)	außer
	E: preter-
*praetereā (Adv.)	außerdem, ferner
deltoīdeus, a, um (gr.)	deltaförmig
	E: deltoid
	F: deltoïde
	R: vgl. дельтовидный
lātus, a, um	breit, weit
	E: vgl. latitude
longus, a, um	lang
	E: long
	F: long, -ue
rēctus, a, um	gerade
	E: rectus
serrātus, a, um	sägeförmig, gezähnt
	E: serrate, vgl. serrated
	F: vgl. serratiforme
quadrātus, a, um	viereckig, quadratisch
	E: quadrate
	F: carré, -e
	R: квадратный
oblīquus, a, um	schräg verlaufend
	E: oblique
	F: oblique
trānsversus, a, um	querverlaufend
	E: transverse, vgl. transversal
	F: transverse, vgl. transversal, -e
nervus, ī m.	Nerv
(N. = Nervus; Nn. = Nervī)	E: nerve
	F: le nerf
	R: нерв
fascia, ae f.	Binde, Muskelhülle, Faszie[5]
	E: fascia
	F: le fascia
	R: фасция

---

[5] Fascia lata: Oberschenkelbinde; Faszienruptur: echter Muskelbruch.

Dritter Teil: Wörterverzeichnis zu den Lektionen

includere
    ein-, umschließen
    E: to include
    F: inclure

chirurgus, i m. (gr.)
    Chirurg
    E: vgl. chirurgic
    F: le chirurgien
    R: хирург

humerus, i m.
    Oberarm(-bein)
    E: humerus
    F: l'humérus

dexter, dextra, dextrum
    rechts
sinister, sinistra, sinistrum
    links
    E: sinister
    F: sinistre

paediāter, tri m. (gr.)
    Kinderarzt, Pädiater[6]
    E: paediatric
    F: vgl. la pédiatrie
    R: педиатр

puer, eri m.
    Junge
    E: vgl. puerile
    F: vgl. puéril, -e

*ut
    wie, wie z. B.
movēre
    bewegen[7]
    E: to move
    F: mouvoir

oculus, i m.
    Auge
    E: oculus
    F: vgl. oculaire
    R: vgl. окуляр

bulbus, i m.
    Zwiebel; anat.: **Anschwellung**
    E: bulb
    F: la bulbe

bulbus oculī
    Augapfel
    E: vgl. bulb of the eye

oculomōtōrius, a, um
    zum Bewegen des Auges dienend,
    die Augenmuskeln versorgend
    E: oculomotor

---

[6] Pädiatrie: Kinderheilkunde.   [7] Motorik: willkürliche aktive Bewegungsvorgänge.

nūtrīre	ernähren, versorgen E: to nourish F: nourrir
14. de sutura dicere	von der Naht sprechen, über die Naht sprechen
15. contra alios musculos	gegen andere Muskeln
16. cum aliis musculis	mit anderen Muskeln (zusammen)

IV

discus, ī m. (gr.)	(Wurf-)Scheibe[1] E: disc, disk F: le disque R: диск
nucleus, ī m. (Nc. = Nucleus)	(Zell-) Kern, Nervenkern[2] E: nucleus F: vgl. le noyau R: vgl. нуклеин
pulpa, ae f.	Zahnmark, Mus[3] E: pulp F: la pulpe R: пульпа зуба
pulpōsus, a, um	aus weicher Substanz bestehend, pulpös E: pulpous F: pulpeux, -se R: vgl. пульповидный
ānulus, ī m.	Ring, ringförmiger Teil eines Organs[4] E: annulus F: l'anneau
fibra, ae f.	Faser[5] E: fibre F: la fibre R: фибра

---

[1] Diskushernie: Diskusvorfall, Bandscheibenschaden. [2] Nukleine, Nukleoproteide: in den Zellkernen vorhandene Eiweißkörper. [3] Pulpitis: Zahnmarkentzündung. [4] Anulozyten: Ringform der Erythrozyten (rote Blutkörperchen). [5] Fibrom (Fibroma): Bindegewebsgeschwulst; Fibrillen: Fäserchen.

fibrōsus, a, um	faserreich, fibrös
	E: fibrous
	F: fibreux, -se
	R: фиброзный
tegere	(schützend) bedecken
	E: vgl. to protect
	F: vgl. protéger
	R: vgl. протекция
tegmentum, ī n.	Schutz, Decke; anat.: **Haube**
	E: tegmentum
	F: le tégument
ligāmentum, ī n.	**Band**[6]
(Lig. = Ligāmentum,	E: ligament
Ligg. = Ligāmenta)	F: le ligament
	R: vgl. лига
trapezoīdeus, a, um (gr.)	trapezförmig
	E: trapezoid
	F: trapézoïde
	R: трапецовидный
costoclāviculāris, e	Rippen-Schlüsselbein-
(costa, clāvicula)	E: costoclavicular
	F: costo-claviculaire
carpus, ī m. (gr.)	Handwurzel
	E: carpus
	F: le carpe
intercarpēus, a, um (lat./gr.)	zwischen den Knochen der Handwurzel liegend
pūpilla, ae f.	Pupille
	E: pupil
	F: la pupille
	R: vgl. пупилло-
(con)iungere	verbinden
	E: to join
	F: joindre
tunica conjūnctīva	Bindehaut (des Auges), Konjunktiva[7]
	E: conjunctiva
	F: la conjonctive
	R: конъюнктива
palpebra, ae f.	Augenlid
	E: palpebra
	F: la paupière

---

[6] Ligatur: Unterbinden von Blutgefäßen.   [7] Konjunktivitis: Bindehautentzündung.

Dritter Teil: Wörterverzeichnis zu den Lektionen

cilium, ī n.	Augenwimper, Flimmerhaar[8]
	E: cilium
	F: le cil
super (Akk.)	über
	E: super-
	F: super-, sur
	R: супер-
supercilium, ī n.	Augenbraue
	F: le sourcil
medicāmentum, ī n.	Heilmittel, Medikament; Gift
	E: medicament
	F: le médicament
	R: медикамент
pōnere	setzen, stellen, legen
	E: to pose
	F: pondre
	R: vgl. позиция
compōnere	zusammensetzen, -stellen; vergleichen
	E: to compose
	F: composer
	R: компоновать
compositus, a, um	zusammengesetzt, -gestellt
	E: composed
	F: composé, -e
	R: vgl. компоновка
*fīrmāre	sichern, stützen
	E: to firm
	F: vgl. confirmer
dorsum, ī n.	Rücken
	E: dorsum
	F: le dos
*varius, a, um	verschieden
	E: various
	F: vgl. variable
	R: vgl. вариация
sulcus, ī m.	Rinne, Furche, Rille (der Haut)
	E: sulcus
	F: vgl. sulci-

---

[8] Ziliaten: Wimpertierchen.

Dritter Teil: Wörterverzeichnis zu den Lektionen

angulus, ī m.	Winkel, Ecke
	E: angle
	F: l'angle
	R: угол
collum, ī n.	Hals
	F: le col
tuberculum, ī n.	kleiner Höcker, Knötchen, Tuberkel[9]
	E: tubercle
	F: le tubercule
	R: vgl. туберкулёз
*pertinēre	sich erstrecken
sternum, ī n. (gr.)	Brustbein[10]
(sternālis)	E: sternum
	F: le sternum
plānus, a, um	eben, glatt, flach[11]
	E: plane
	F: plan, -e
jugulum, ī n.	Kehle, Drosselgrube
	E: jugulum
jugulāris, e	zum Jugulum bzw. zur Vena jugularis (Drosselvene) gehörend
	E: jugular
	F: jugulaire
manubrium, ī n.	Handgriff
	E: manubrium
	F: vgl. le manubrium du sternum
ōlecrānon, ī n. (gr.)	Ellbogenhöcker
	E: olecranon
	F: l'olécrâne
ulna, ae f.	Elle
	E: ulna
radius, ī m.	Speiche; Strahl
	E: radius
	F: le radius
acrōmion, ī n. (gr.)	Schulterhöhe
	E: acromion
	F: l'acromion
	R: акромион

---

[9] Tuberkulose: Knötchenkrankheit, durch Tuberkelbakterien (TbB) hervorgerufen.
[10] Sternalpunktion: Punktion des Brustbeins (zur Entnahme von Knochenmark).
[11] Pes planus: Plattfuß.

Dritter Teil: Wörterverzeichnis zu den Lektionen

cōlon, i n. (gr.)   Grimm-, **Dickdarm**[12]
       E: colon
       F: le côlon

mesocōlon, i n. (gr.)   **Dickdarmgekröse**
       E: mesocolon
       F: le mésocôlon

ā, ab (Abl.)   von

flexūra, ae f.   Biegung, Flexur
       E: flexure
       F: vgl. la flexion
       R: флексура

17. palpebrae sunt tegmenta   die Lider sind **Schutz**
18. sternum inter costas situm   das zwischen den Rippen gelegene Brustbein
19. ad flexuram pertinere   (sich erstrecken) reichen bis zur Biegung
20. anulō tegere   **durch** einen Ring schützen
21. a flexurā (incipere)   von (an) **der** Biegung (beginnen),
    (vor Vokal und h = ab: von de**m** Winkel, von de**m**
    ab angulō, ab humerō)   Oberarmbein
22. cum gladio componere   mit einem Schwert vergleichen

V

lingua, ae f.   Zunge; Sprache
       E: vgl. language
       F: la langue

*nōnnūlli, ae, a   einige

*verbum, i n.   Wort; Verbum
       E: verb
       F: le verbe

*nōtus, a, um   bekannt

terminus, i m.   Grenze, Ende[1]; Fachausdruck
       E: term
       F: le terme
       R: термин

---

[12] Kolitis: Dickdarmentzündung. [1] Terminale Strombahn: Endaufzweigungen des Gefäßsystems.

Dritter Teil: Wörterverzeichnis zu den Lektionen

*exemplum, i n.	Beispiel
	E: exemple
	F: l'exemple
*causa, ae f.	Grund, Ursache
	E: cause
	F: la cause
*causā (nach Gen.)	wegen
aorta, ae f.	große Körperschlagader, Aorta
	E: aorta
	F: l'aorte
	R: аорта
trachēa, ae f. (gr.)	Luftröhre[2]
	E: trachea
	F: la trachée
	R: трахея
chorda, ae f. (gr.)	Saite, Strang[3]
	E: cord
	F: la corde
	R: хорда
bronchus, i m. (gr.)	Luftröhrenzweig[4]
	E: bronchus
	F: la bronche
	R: бронх
pylōrus, i m. (gr.)	Pförtner, Magenausgang[5]
	E: pylorus
	F: le pylore
	R: пилорус
organum, i n. (gr.)	Organ[6]
	E: organ
	F: l'organe
	R: орган
encephalon, i n. (gr.)	Gehirn[7]
	E: encephalon
	F: l'encéphale
	R: vgl. энцефалит
vēna azygos (lat./gr.)	„Vena azygos"
	(eigtl. unpaarige Vene)
	E: vena azygos
	F: vgl. la veine grande azygos

---

[2] Tracheitis: Luftröhrenentzündung. [3] Chorda umbilicalis: Nabelschnur. [4] Bronchitis: Bronchialkatarrh. [5] Pylorospasmus: krampfhafter Verschluß des Pylorus. [6] organoid: organähnlich. [7] Enzephalitis: Gehirnentzündung.

Dritter Teil: Wörterverzeichnis zu den Lektionen

vēna hēmiazygos (lat./gr.)	„Vena hemiazygos" (eigtl. halb unpaarige Vene) E: vena hemiazygos F: la veine hémi-azygos
truncus, ī m.	Stamm, Rumpf E: truncus, trunk F: le tronc
sympathicus, ī m. (gr.)	„Sympathicus"[8] E: sympathicus F: vgl. la système sympathique
habēre	haben E: to have F: avoir
ganglion, ī n. (gr.)	Nervenknoten; chir. Überbein[9] E: ganglion F: le ganglion R: ганглий
cervīcothōrācicus, a, um (lat./gr.)	Hals-Brustkorb- E: vgl. cervico- F: vgl. cervico-
lambdoīdeus, a, um (gr.)	lambdaähnlich, -förmig E: lambdoid F: lambdoïde R: vgl. ламбдовидный
sigmoīdeus, a, um (gr.)	sigmaähnlich, -förmig E: sigmoid F: sigmoïde R: vgl. сигмовидный
plica, ae f.	Falte E: vgl. plait
haustrum, ī n.	Ausbuchtung E: haustrum
taenia, ae f. (gr.)	Band, Gewebe-, Markstreifen[10] E: taenia, tenia F: le taenia, le ténia
mesocōlicus, a, um (gr.) (mesocōlon)	zum Dickdarmgekröse gehörend E: mesocolic F: vgl. le mésocôlon

---

[8] Sympathicus, Truncus sympathicus: Grenzstrang, Stammstrang (Hauptnerv des vegetativen Nervensystems). [9] Ganglionitis: Entzündung eines Nervenzellhaufens. [10] auch Gattungsbegriff für Bandwürmer.

Dritter Teil: Wörterverzeichnis zu den Lektionen

ōmentālis, e	zum Netz gehörend, Netz-
	E: omental
	F: omental, -e
līber, era, erum	frei, nicht befestigt
	E: vgl. liberal
	F: libre
	R: vgl. либеральный
oesophagus, ī m. (gr.)	Speiseröhre[11]
	E: œsophagus, esophague
	F: l'œsophage
mucōsus, a, um	schleimig, schleimabsondernd, Schleim-, mukös[12]
	E: mucous
	F: muqueux, -se
cardia, ae f. (gr.)	Magenmund, -eingang; Herz[13]
	E: cardia
	F: le cardia
	R: vgl. кардио-
ventriculus, ī m.	Magen; Hirn-, Herzkammer, Ventrikel; Tasche[14]
	E: ventricle
	F: le ventricule
anatomicus, a, um (gr.)	anatomisch
	E: anatomic, vgl. anatomical
	F: anatomique
	R: анатомический
chīrūrgicus, a, um (gr.) (chīrūrgus)	chirurgisch
	E: chirurgic, vgl. chirurgical
	F: chirurgique
	R: хирургический
crista, ae f.	Leiste, Kamm
	E: crest
	F: la crête
epicondylus, ī m. (gr.)	Fortsatz auf dem Gelenkfortsatz (Condylus), Epicondylus
	E: epicondyle
	F: l'épicondyle

---

[11] Oesophagotomie: Speiseröhrenschnitt. [12] Mukoide: Schleimstoffe. [13] kardiovasculär: Herz und Gefäße betreffend; Kardiospasmus: Krampf der Mageneingangsmuskulatur. [14] Ventrikelpunktion: Punktion der Hirnkammern; Ventrikelseptumdefekt: angeborener Substanzdefekt der Herzkammerscheidewand; Ulcus ventriculi: Magengeschwür.

capitulum, ī n. (Gelenk-)Köpfchen
E: capitulum
trochlea, ae f. (gr.) Rolle
E: trochlea

23. verbum aortae — das Wort „Aorta"
24. exempli causa — (des Beispiels wegen) zum Beispiel
25. plicae cognoscuntur — Falten (werden erkannt) sind zu erkennen
26. tunica mucosa et cardia videtur (Sg.) — Schleimhaut und Mageneingang (werden gesehen) sind zu sehen (Pl.)

VI

febris, is f. **Fieber**[1]
(Akk. Sing.: febrim oder febrem E: vgl. febrile
Abl. Sing.: febrī oder febre) F: la fièvre

*****sitis,** is f. **Durst**
F: la soif

*****facere** (-iō) machen, tun
F: faire

efficere (-iō) bewirken, hervorrufen
E: to effect
F: effectuer
R: vgl. эффект

*****cum** (Ind.) (dann) wenn

*****vīs** (vim, vī) f. **Kraft, Gewalt**
dēbilitāre lähmen, schwächen[2]
E: to debilitate
F: débiliter
R: vgl. дебильность

remedium, ī n. Heilmittel[3]
E: remedy
F: le remède

---

[1] Febris quartana: Viertagefieber bei Malaria; Febris catarrhalis (infectiosa) canum: Hundestaupe. [2] Debilitas: Schwäche; Debilitas cordis: Herzschwäche; Debilitas mentalis: Schwachsinn, Debilität. [3] Remedia simplicia: Rohdrogen.

Dritter Teil: Wörterverzeichnis zu den Lektionen

tussis, is f. — Husten[4]
E: tussis
F: la toux

pertussis, is f. — Keuchhusten
E: pertussis

tertius, a, um — dritte
R: третий

thalamus, ī m. (gr.) — Sehhügel, Thalamus
E: thalamus, vgl. optic thalamus
F: le thalamus

termināre (terminus) — begrenzen
E: to terminate
F: terminer
R: vgl. термин

pulvīnar, āris n. — Kissen, Polster (Teil des Sehhügels), Höcker
E: pulvinar
F: le pulvinar
R: пульвинар

prōminēre — hervor-, herausragen
E: vgl. prominent
F: vgl. proéminent, -e

rēte, is n. (Abl. Sing. meist rēte) — Netz[5]
E: rete
F: vgl. le réseau

calcāneus, ī m. — Fersenbein; adj. zum Fersenbein gehörend, Fersenbein-[6]
E: calcaneum
F: le calcanéum

vāsculōsus, a, um — gefäßreich, -haltig, vaskulös
E: vgl. vascular
F: vgl. vasculaire

patella, ae f. — Kniescheibe
E: patella

mīrābilis, e — wunderbar, Wunder-
E: vgl. miraculous
F: vgl. miraculeux, -se

---

[4] Tussis nervosa: heftiger, meist trockener, rauher Husten bei Hysterie. [5] retikulär: netzförmig; Retikulinfasern: Netze bildende, elastische Bindegewebsfasern in Leber und Milz. [6] Tendo calcaneus: Achillessehne.

Dritter Teil: Wörterverzeichnis zu den Lektionen

basis, is (eōs) f. (gr.)	**Grund(fläche), Basis** E: base F: la base R: база
crānium, ī n. (gr.)	Schädel[7] E: cranium F: le crâne
*dīvidere	(ein)teilen E: to divide F: diviser R: vgl. дивизия
*dēscrībere	beschreiben E: to describe F: décrire
occipitālis, e	zum Hinterhaupt gehörend, Hinterhaupts-, okzipital[8] E: occipital F: occipital, -e
gallus, ī m.	Hahn
frontālis, e	zur Stirn gehörend, stirnwärts, Stirn- E: frontal F: frontal, -e R: фронтальный
prōtuberantia, ae f.	(stumpfe) Hervorragung, Knochenvorsprung E: protuberance F: la protubérance
epiphysis, is (eōs) f. (gr.)	**Endstück des langen Röhrenknochens, Epiphyse; Zirbeldrüse** E: epiphysis F: l'épiphyse R: эпифиз
metaphysis, is (eōs) f. (gr.)	**Teil des Röhrenknochens zwischen Diaphyse und Epiphyse, Metaphyse** E: metaphysis F: la métaphyse R: метафиз

---

[7] Akranie: Mißbildung ohne Schädeldach oder mit beschädigtem Schädeldach.
[8] Occipitalneuralgie: Schmerzen, die vom Nacken über den Hinterkopf bis in die Scheitelgegend ausstrahlen.

diaphysis, is (eōs) f. (gr.)	**Mittelstück (Schaft) des Röhrenknochens zwischen den beiden Epiphysen, Diaphyse** E: diaphysis F: la diaphyse R: диафиз
hypophysis, is (eōs) f. (gr.)	**unterer Hirnanhang, Hirnanhangsdrüse, Hypophyse**[9] E: hypophysis F: l'hypophyse R: гипофиз
hypophysiālis, e (gr.)	zur Hypophyse gehörend, Hypophysen- E: hypophysial F: vgl. hypophysaire
symphysis, is (eōs) f. (gr.)	**Verwachsung, faserig-knorpelige Verbindung zweier Knochenflächen, Symphyse** E: symphysis F: la symphyse R: симфиз
cerebrum, i n.	Gehirn, Großhirn E: cerebrum F: vgl. cérébral, -e
sella, ae f.	Sattel E: sella F: la selle R: седло
turcicus, a, um	türkisch, Türken-
aponeurōsis, is (eōs) f. (gr.)	**Sehnenhaut, flächenhafte Sehne, Aponeurose** E: aponeurosis F: l'aponévrose R: апоневроз
proprius, a, um	eigen, allein zugehörig E: proper F: propre

---

[9] Hypophysengang: fetaler Gang zwischen Hypophyse und Schlund.

Dritter Teil: Wörterverzeichnis zu den Lektionen 90

commissūra, ae f.	(Weichteil-) Verbindung, Verbindung zwischen Nervenzentren, Kommissur E: commissure F: la commissure R: комиссура
jūnctūra, ae f.	Verbindung, Junktur E: juncture F: la jointure
cartilāgineus, a, um	knorpelig, aus Knorpel bestehend, Knorpel- E: cartilaginous F: cartilagineux, -se
synoviālis, e	zur Gelenkschmiere gehörend, mit Gelenkschmiere gefüllt, Gelenkschmiere absondernd[10] E: synovial F: synovial, -e R: синовиальный
syndesmōsis, is (eōs) f. (gr.)	**Knochenverbindung durch Bindegewebe, Bandhaft, Syndesmose** E: syndesmosis F: la syndesmose R: синдесмоз
squamōsus, a, um	schuppig, schuppenreich, Schuppen-, squamös E: squamous F: squameux, -se
gomphōsis, is (eōs) f. (gr.)	**Einzapfung, Gomphose** E: gomphosis F: la gomphose
synchondrōsis, is (eōs) f. (gr.)	**Knochenverbindung durch Knorpelgewebe, Knorpelhaft, Knorpelfuge, Synchondrose** E: synchondrosis F: la synchondrose R: синхондроз
pūbicus, a, um	zur Schamgegend gehörend, Schambein- E: pubic F: vgl. pubien, -ne

---

[10] Membrana synovialis: Gelenkinnenhaut, die die Gelenkschmiere absondert.

symphysis pūbica		Schambeinfuge
			E: pubic symphysis
			F: la symphyse pubienne

27. febri debilitari		durch Fieber geschwächt werden
28. termini commissurarum	Fachausdrücke für Verbindungen

VII

*pirum, ī n.			Birne
			E: pear
			F: la poire

piriförmis, e			birnenförmig
			E: piriform
			F: piriforme

*funda, ae f.			Schleuder
fundifōrmis, e			schleuderförmig
			E: fundiform

gracilis, e			schlank, dünn
			E: gracile
			F: gracile

palātum, ī n.			Gaumen
			E: palate
			F: le paláis

palātīnus, a, um		zum Gaumen gehörend, Gaumen-
			E: palatine
			F: palatin, -e

dūrus, a, um			hart
			E: vgl. dural
			F: dur, -e

mollis, e			weich
			F: mou, molle

papilla, ae f.			Warze, warzenförmige Erhebung, Papille
			E: papilla
			F: la papille

Dritter Teil: Wörterverzeichnis zu den Lektionen

incīsīvus, a, um zu den Schneidezähnen gehörend
(incīsūra) E: incisive, vgl. incisor
 F: la (dent) incisive

glandula, ae f. Drüse
(Gl. = Glandula, E: gland
Gll. = Glandulae) F: la glande

tōnsilla, ae f. Mandel, Tonsille[1]
 E: tonsil
 F: la tonsille
 R: vgl. тонзиллит

ūvula, ae f. (Gaumen-) Zäpfchen (kleines traubenförmiges Organ)[2]
 E: uvula
 F: l'uvule

vallātus, a, um umwallt
 E: vallate

fungus, ī m. Pilz
 F: le fungus, le fongus

fungifōrmis, e **pilzförmig**
 E: fungiform
 F: fongiforme

fīlum, ī n. Faden[3]
 E: filum
 F: le fil

fīlifōrmis, e **fadenförmig**
 E: filiform
 F: filiforme

folium, ī n. Blatt
 E: foil
 F: la feuille

foliātus, a, um mit Blättern besetzt, Blätter-
 E: foliate
 F: foliacé, -e

peron(a)eus, a, um (gr.) zum Wadenbein gehörend, Wadenbein-
 F: péronier, ère

---

[1] Tonsillitis: Mandelentzündung; Tonsillektomie (T.E.): Herausschneiden der Mandeln
[2] Uvulotomie: operative Entfernung des Gaumenzäpfchens.   [3] Filum terminale: Endfaden (des Rückenmarks).

peron(a)eālis, e (gr.)	zum Wadenbein gehörend, Wadenbein-, den Nervus peron(a)eus betreffend E: peroneal F: vgl. péronéen, -ne
brevis, e	kurz E: brief F: bref, brève
superficiālis, e	oberflächlich E: superficial F: superficiel, -le
profundus, a, um	tief(liegend) E: profound F: profond, -e
commūnis, e	gemeinsam E: common F: commun, -e R: vgl. коммуна
*oritur (ā/ex) (Inf.: orīrī)	er (sie, es) entsteht, fängt an (bei etwas)
cutāneus, a, um	zur Haut gehörend, Haut-[4] E: cutaneous F: cutané, -e
simplex, plicis	einfach E: simple F: simple
dosis, is (eōs) f. (gr.)	pharm. Gewichtsmenge, Dosis E: dosis, dose F: la dose R: доза
fortis, e	stark E: vgl. fortifier F: fort, -e
flūctuāns, ntis (flūctuāre)	wogend; hier: frei endigend, frei beweglich[5] E: vgl. to fluctuate F: fluctuant, -e R: vgl. флюктуация

---

[4] subkutan: unter die Haut. [5] Fluktuation: Wellenbewegung, physikalisches Zeichen bei der Perkussion von Ergüssen.

Dritter Teil: Wörterverzeichnis zu den Lektionen

mōbilis, e	beweglich[6]
	E: mobile
	F: mobil, -e
	R: мобильный
ascendēns, ntis (ascendere)	aufsteigend[7]
	E: ascending
	F: ascendant, -e
dēscendēns, ntis (dēscendere)	absteigend, -stammend[8]
	E: descending
	F: descendant, -e
septimus, a, um	siebente
	F: septième
	R: седьмой
prōminēns, ntis (prōminēre)	hervor-, herausragend, vorspringend
	E: prominent
	F: proéminent, -e
afferēns, ntis (afferre)	zuführend, afferent; zentripetal
	E: afferent
	F: afférent, -e
	R: афферентный
efferēns, ntis (efferre)	herausführend, efferent; zentrifugal
	E: efferent
	F: efférent, -e
29. formā piri esse	die Form einer Birne haben
30. ex formā dici	nach der Form benannt werden

---

[6] Cor mobile: Wanderherz; Ren mobilis: Wanderniere. [7] Aszendenz: Verwandtschaft in aufsteigender Linie. [8] Deszendenz: Abstammung, Nachkommenschaft; Descensus: Herabsteigen, Senkung (eines Organs), Vorfall; Descensus uteri: Senkung der Gebärmutter.

VIII

connātus, a, um	angeboren (erworben durch Infektion) E: connate F: conné, -e
congenitus, a, um	angeboren (durch Vererbung) E: vgl. congenital F: vgl. congénital, -e
coxa, ae f.	Hüfte[1] F: l'os coxal
acquirere (acquisītum)	**(hinzu)erwerben** E: to acquire F: acquérir
hernia, ae f.	(Eingeweide-)Bruch, Vorfall, Hernie[2] E: hernia F: l'hernie
inguinālis, e	zur Leistengegend gehörend, Leisten-, inguinal E: inguinal F: inguinal, -e
*continuāre	fortführen, fortsetzen E: to continue F: continuer
oblongāre	verlängern E: vgl. oblong F: vgl. oblong, -ue
circumflectere (circumflexum)	**umbeugen, rings um etwas beugen** E: to circumflex F: vgl. le circonflexe
artēria circumflexa	Kranzschlagader
rhīnencephalon, ī n. (gr.) (encephalon)	Riechhirn[3] E: rhinencephalon F: le rhinencéphale

---

[1] Coxitis (Koxitis): Hüftgelenkentzündung. [2] Hernia umbilicalis: Nabelbruch. [3] Rhinitis: Nasenkatarrh, Schnupfen.

Dritter Teil: Wörterverzeichnis zu den Lektionen

mesencephalon, ī n. (gr.)   Mittelhirn
 E: mesencephalon
 F: le mésencéphale

stria, ae f.   Streifen
 E: stria
 F: la strie

fasciculus, ī m.   Bündel, Muskel-, Nervenbündel
 E: fascicle
 F: le fascicule

retrōflectere (**retrōflexum**)   **zurückbiegen, nach hinten abknicken**
 E: vgl. retroflexed
 F: vgl. la rétroflexion

rēticulāris, e   zu einem Netz gehörend, netzartig,
(rēte)   retikulär
 E: reticular
 F: réticulaire
 R: ретикулярный

telencephalon, ī n. (gr.)   Endhirn
 E: telencephalon
 F: le télencéphale

affīgere (**affīxum**)   **anheften, befestigen**
 E: to affix
 F: vgl. affixe

malīgnus, a, um   bösartig, maligne[4]
 E: malign, vgl. malignant
 F: malin, maligne

scrībere (**scrīptum**)   **schreiben**
 E: vgl. to inscribe
 F: écrire

incīdere (**incīsum**)   **einschneiden, inzidieren**
(incīsūra, incīsīvus)   E: to incise
 F: inciser
 R: vgl. инцизия

lacerāre   zerfetzen, zerfleischen
 E: to lacerate
 F: lacérer

---

[4] Malignität: Bösartigkeit, oft gleichbedeutend mit Krebs gebraucht.

contundere (contūsum)	zerschlagen, -stoßen, (zer)quetschen E: to contuse F: contusionner R: vgl. контуженный
pungere (pūnctum)	stechen[5] E: to puncture F: vgl. la ponction R: vgl. пункция

31. non sanatur, cui ... percussa est — der (wird nicht geheilt) kann nicht geheilt werden, (dem) dessen ... verletzt ist

IX

dērīvāre	ableiten[1] E: to derive F: dériver R: vgl. дериват
meātus, ūs m. (meāre)	Gang E: meatus F: le méat
hiātus, ūs m. (hiāre)	Schlitz, Spalt, Öffnung[2] E: hiatus F: l'hiatus
ductus, ūs m. (dūcere)	(Verbindungs-) Gang, Kanal[3] E: duct F: vgl. le conduit
tractus, ūs m. (trahere) (Tr. = Tractus)	Strang, Leitungsbahn, Zug E: tract F: le tractus R: тракт
plexus, ūs m. (plectere)	Geflecht E: plexus F: le plexus

---

[5] Puncta dolorosa: Schmerz-, Druckpunkte; punktieren: Flüssigkeit mittels einer Hohlnadel aus Körperhöhlen oder Organen entnehmen. [1] Derivate: Abkömmlinge chemischer Grundsubstanzen. [2] Hiatushernie: Verlagerung von Magenteilen in den Brustkorb. [3] Ductus omphaloentericus: Dottergang (embryonal angelegte Verbindung zwischen Darm und Dottersack).

7 Curs. Lat. Med.

Dritter Teil: Wörterverzeichnis zu den Lektionen

aditus, ūs m.   Zugang, Eingang
(adīre)   E: aditus

acūsticus, a, um (gr.)   zum Hören bestimmt, das Gehör
betreffend, Gehör-
E: acoustic
F: acoustique
R: акустический

nāsus, ī m.   Nase
E: nose
F: le nez
R: нос

nāsolacrimālis, e   die Nase und die Tränenorgane
betreffend, Tränennasen-
E: nasolacrimal
F: naso-lacrymal, -e

prōcessus, ūs m.   **Fortsatz, Vorsprung**
(prōcēdere) (Proc. = Processus)   E: process
F: le processus, le procès
R: процесс

recessus, ūs m.   **Vertiefung, Einbuchtung, Mulde;**
(recēdere) (Rec. = Recessus)   anat. auch **Tasche**
E: recess
F: le recessus

caudātus, a, um   geschwänzt, Schweif-
E: caudate
F: vgl. caudé, -e

costārius, a, um   zu den Rippen(rudimenten)
(costa)   gehörend, rippenähnlich

pleurālis, e (gr.)   zum Brustfell gehörend,
Brustfell-, pleural
E: pleural
F: pleural, -e
R: плевральный

articulāris, e   zu einem Gelenk gehörend,
ein Gelenk betreffend, Gelenk-
E: articular
F: articulaire

quattuor   vier
F: quatre

quārtus, a, um   vierte
F: vgl. quatrième

maxilla, ae f.	Oberkiefer E: maxilla F: vgl. le maxillaire supérieur od. la mâchoire supérieure
alveolāris, e	mit kleinen Fächern oder Hohlräumen versehen, Alveolen-, alveolär E: alveolar F: alvéolaire R: альвеолярный
zygōmaticus, a, um (gr.)	zum Jochbein gehörend, Jochbein- E: zygomatic F: zygomatique
opticus, a, um (gr.)	zum Sehen bestimmt, das Sehen betreffend, Seh- E: optic F: optique R: оптический
īnfundibulum, ī n.	Trichter, trichterförmiger Körperteil[4] E: infundibulum F: l'infundibulum
pīneālis, e	zur Zirbeldrüse gehörend, Zirbeldrüsen- E: pineal F: pinéal, -e R: пинеальный
suprāpīneālis, e	oberhalb der Zirbeldrüse gelegen
aquaeductus, ūs m.	**Wasserleitung (Verbindungskanal), Aquädukt** E: aqueduct F: l'aqueduc
centrālis, e	in der Mitte gelegen, zum Mittelpunkt gehörend, zentral E: central F: central, -e R: центральный
trigeminus, a, um	dreifach, dreigeteilt[5] E: trigeminus

---

[4] Infundibulum tubae uterinae: Tubentrichter, Anfangsteil des Eileiters. [5] Trigeminusneuralgie: Gesichtsschmerz, Schmerz im Bereich des Nervus trigeminus.

Dritter Teil: Wörterverzeichnis zu den Lektionen

sēmilūnāris, e	halbmondförmig
	E: semilunar
	F: semi-lunaire
ēthmoidālis, e (gr.)	zum Siebbein gehörend, Siebbein-
	E: ethmoidal
	F: ethmoïdal, -e
	R: этмоидальный
bulla, ae f.	Blase, Buckel[6]
	E: bulla
	F: la bulle
cavum, ī n.	Höhle, Hohlraum[7]
	E: vgl. cavity
	F: vgl. la cavité
sphēnoidālis, e (gr.)	keilförmig, zum Keilbein gehörend, Keilbein-
	E: sphenoïdal
	F: sphénoïdal, -e
sphēnoēthmoidālis, e (gr.)	Keilbein-Siebbein-
	E: vgl. sphenoethmoid
pharyngēus, a, um (gr.)	zum Rachen (Schlund) gehörend, Rachen- (Schlund-)
	E: vgl. pharyngeal
	F: vgl. pharyngien, -ne
	R: vgl. фарингеальный
quīnque	fünf
	F: cinq
sēnsus, ūs m. (sentīre)	**Sinn, Gefühl, Empfindung**
	E: sense
	F: le sens
vīsus, ūs m. (vidēre)	**Gesichtssinn, das Sehen**
	E: visus
	F: vgl. visuel, -le
	R: vgl. визуальный
audītus, ūs m. (audīre)	**Gehör**(sinn)[8]
	E: vgl. audition, vgl. auditory
	F: l'ouïe
	R: vgl. аудитория

---

[6] Bulla mechanica: durch mechanische Einwirkung entstandene Hautblase. [7] Cavitas: Höhle; Caverna: Hohlgeschwür, Kaverne; Vena cava: Hohlvene. [8] Ossicula auditus: Gehörknöchelchen.

tāctus, ūs m.   Tastsinn, Berührung[9]
(tangere)   E: tactus
                            F: le tact, vgl. le sens du tact
                            R: vgl. такт

olfactus, ūs m.   Geruchssinn
(olfacere)   E: vgl. olfaction
                            F: vgl. l'olfaction

gustus, ūs m.   Geschmack(ssinn)
(gustāre)   E: vgl. gustation, vgl. gustatory
                            F: le goût, vgl. le sens du goût

32. sub bulla ethmoidali   unter der großen Siebbeinzelle

X

laterālis, e   seitlich, seitwärts, auswärts, lateral
                            E: lateral
                            F: latéral, -e
                            R: латеральный

collaterālis, e   auf der gleichen Körperseite befindlich, seitlich, kollateral
                            E: collateral
                            F: collatéral, -e
                            R: коллатеральный

arcus, ūs m.   Bogen
(arcuārius)   E: arc
                            F: l'arc
                            R: арка

fingere (fictum)   bilden
                            E: vgl. fiction
                            F: vgl. la fiction

sinus, ūs m.   **Höhle, Vertiefung, Ausbuchtung;**
                            Blutleiter
                            E: sinus
                            F: le sinus
                            R: синус

paranāsālis, e (gr./lat.)   neben der Nasenhöhle liegend
                            E: paranasal

---

[9] Corpuscula tactus: Tastkörperchen, Tastzellen; tactilis: den Tastsinn betreffend.

Dritter Teil: Wörterverzeichnis zu den Lektionen 102

sinūs paranāsālēs
: Nasennebenhöhlen
E: vgl. nasal sinus

cellula, ae f.
: kleine (Körper-) Zelle
E: cellule
F: la cellule

lacrima, ae f.
: Träne
F: la larme

lacrimālis, e
: zu den Tränen(organen) gehörend, Tränen-
E: lacrimal, lachrymal
F: lacrimal, -e

mōtus, ūs m. (movēre)
: **Bewegung**
E: vgl. motion
F: vgl. le mouvement
R: vgl. мотор

lacus, ūs m.
: See
E: lake
F: le lac

colligere (collēctum)
: sammeln
E: to collect
F: collectionner
R: vgl. коллекция

pūnctum, ī n. (pungere)
: Punkt
E: point
F: le point
R: пункт

canāliculus, ī m.
: kleiner Kanal
E: vgl. canal
F: canalicule
R: vgl. каналец

saccus, ī m. (gr.)
: Sack
E: saccus, sac
F: le sac

*sūgere (sūctum)
: (auf)saugen
E: to suck
F: sucer

per (Akk.)
: durch
E: per-
F: par

infundere	hineingießen, infundieren[1];
(infūsum) (infundibulum)	Pass. sich ergießen
	E: to infuse
	F: infuser
manus, ūs f.	**Hand**
(manubrium)	E: vgl. manual
	F: la main
metacarpus, i m. (gr.)	Mittelhand
(carpus)	E: metacarpus
	F: le métacarpe
digitus, ī m.	Finger, Zehe
	E: digit
	F: le doigt
genu, ūs n.	**Knie, knieartige Biegung, Knick**
	E: genu
	F: le genou
recurvātus, a, um	rückwärts gekrümmt
	E: recurved
valgus, a, um	x-beinig, krumm[2]
	E: valgus
	F: valgus
vārus, a, um	o-beinig, auswärts gebogen[3]
	E: varus
	F: varus
retināculum, ī n.	Halteband
	E: retinaculum
	F: le rétinacle
cruciātus, a, um	gekreuzt
	E: cruciate
	F: vgl. croiser
sacrālis, e	zum Kreuzbein gehörend, Kreuzbein-
	E: sacral
	F: sacral, -e
mediānus, a, um	auf die Mittelebene bezogen,
(medius)	durch die Mittelebene gehend
	E: median
	F: médian, -e

---

[1] Infusorien: Aufgußtierchen; Infusion: Einfließenlassen größerer Flüssigkeitsmengen (besonders in die Venen). [2] Pes valgus: Knickfuß. [3] Pes varus: Klumpfuß.

Dritter Teil: Wörterverzeichnis zu den Lektionen 104

cornu, ūs n.	Horn[4] E: cornu F: la corne
coccȳgeus, a, um (gr.)	zum Steißbein gehörend, Steißbein-, Schwanz- E: vgl. coccygeal F: coccygien, -ne
faciēs, ēī f. (superficiālis)	**(Außen-) Fläche, Gesicht**[5] E: face F: la face
īnfrātemporālis, e	unterhalb der Schläfen gelegen oder verlaufend E: infratemporal F: infratemporal, -e
cariēs, ēī f.	**Knochenfraß, Zahnfäule, Karies**[6] E: caries F: la carie R: кариес
acūtus, a, um	plötzlich auftretend, spitz, akut E: acute F: aigu, aiguë
chronicus, a, um (gr.)	langsam verlaufend, chronisch E: chronic, vgl. chronical F: chronique R: хронический
hūmidus, a, um	feucht[7] E: humid F: humide
siccus, a, um	trocken F: sec, sèche
speciēs, ēī f.	**Art; Plur. auch: Teesorten** E: species F: l'espèce
diūrēticus, a, um (gr.)	harntreibend[8] E: diuretic F: diurétique

---

[4] Cornu cutaneum: Hauthorn (übermäßige Verhornung der Haut). [5] Facies Hippocratica: Totengesicht; Fazialislähmung: Lähmung des Nervus facialis. [6] kariös: von Karies befallen, angefault. [7] Humor aquosus: Kammerwasser. [8] Diurese: Harnausscheidung.

nervīnus, a, um (nervus)	nervenstärkend, Nerven-[9] E: nervine F: nervin, -e
scabiēs, ēī f.	Krätze, Räude[10] E: scabies F: vgl. scabieux, -se
malus, a, um	schlecht[11] F: vgl. le mal
pustula, ae f.	Eiterbläschen, Pustel E: pustule F: la pustule
cubitus, ī m.	Ellbogen E: vgl. cubital F: vgl. cubital, -e
diēs, ēī m.	Tag
criticus, a, um (gr.)	entscheidend, kritisch E: vgl. critical F: critique R: vgl. критик

33. est genu — es gibt das Knie
34. in lacum colligi — sich im See sammeln
35. per ductum — durch den Gang

XI

flexor, ōris m.	Beuger E: flexor F: vgl. le muscle fléchisseur R: флексор
flectere (flexum)	beugen, biegen E: vgl. to inflect F: fléchir R: vgl. флексор
tēnsor, ōris m.	Spanner E: tensor F: vgl. le muscle tenseur

---

[9] Nervina (remedia): Nervenheilmittel. [10] Scabies crustosa: Krätze mit Bildung von Krusten (Borkenkrätze). [11] Malum: Krankheit, Übel.

Dritter Teil: Wörterverzeichnis zu den Lektionen

tendere
(tentum oder tēnsum)

extēnsor, ōris m.

extendere
(extentum oder extēnsum)

adductor, ōris m.

abductor, ōris m.

prōnātor, ōris m.

*prōnāre

supīnātor, ōris m.

sphinctēr, ēris m. (gr.)

dīlātātor, ōris m.

*dīlātāre

spannen
E: to tend
F: tendre

Strecker[1]
E: extensor
F: vgl. le muscle extenseur

ausstrecken
E: to extend
F: étendre

Anzieher
E: adductor
F: vgl. le muscle adducteur

Abzieher
E: abductor
F: vgl. le muscle abducteur

Einwärtsdreher, Neiger[2]
E: pronator
F: vgl. le muscle pronateur
R: пронатор

einwärtsdrehen, neigen
E: to pronate
F: vgl. la pronation

Auswärtsdreher
E: supinator
F: vgl. le muscle supinateur
R: супинатор

Schließmuskel, Verengerer[3]
E: sphincter
F: vgl. le muscle sphincter
R: сфинктер

Erweiterer[4]
E: vgl. dilator
F: vgl. le muscle dilatateur
R: дилататор

erweitern
E: to dilate
F: dilater

---

[1] Extension: Streckung eines Gliedabschnittes bei Frakturen. [2] Pronation: Einwärtsdrehung des Handtellers oder Senkung des inneren Fußrandes. [3] Sphinctertonus: Spannung des Schließmuskels (Blase, Mastdarm usw.). [4] Dilatatio cordis: Erweiterung der Vorhöfe oder Herzkammern.

levātor, ōris m.	**Heber**
	E: levator, vgl. elevator
	F: vgl. le muscle releveur
	R: vgl. элеватор
*levāre	heben, erleichtern
	E: vgl. to elevate
	F: lever
dēpressor, ōris m.	**Herabzieher, Senker**[5]
	E: depressor
	F: vgl. le muscle depresseur
	R: vgl. депрессор
*dēprimere	herab-, niederdrücken
(dēpressum)	E: to depress
	F: déprimer
*fūsus, ī m.	Spindel
	F: le fuseau
fūsifōrmis, e	spindelförmig
	E: fusiform
	F: vgl. fuselé, -e
quīntus, a, um	fünfte
minimus, a, um	kleinste; anat. klein
	E: vgl. minimal
	F: minime
	R: vgl. минимальный
pēs, pedis m.	**Fuß**[6]
	F: le pied
planta, ae f.	Pflanze; anat. Fußsohle[7]
	E: plant
	F: la plante; vgl. la plante du pied
teres, teretis	(länglich)rund
	E: teres
brachium, ī n. (gr.)	Arm, Oberarm[8]
	E: brachium
	F: le bras
antebrachium, ī n. (lat./gr.)	Unterarm
	F: l'avant-bras
*cōnstringere	zusammenschnüren
(cōnstrictum)	E: to constrict
	F: vgl. le muscle constricteur

---

[5] Depressio (klin.): Verstimmung; (anat.): Knocheneindruck, Vertiefung. [6] Pes planus: Plattfuß. [7] Plantarflexion: Beugung nach der Fußsohle zu. [8] Brachialgie: Armschmerz.

Dritter Teil: Wörterverzeichnis zu den Lektionen

orbiculāris, e	kreisförmig; anat. Ring-[9] E: orbicular F: orbiculaire
corrūgātor, ōris m.	**Runzler** E: corrugator F: vgl. le muscle corrugateur
massētēr, ēris m. (gr.)	**Kaumuskel** E: masseter F: vgl. le muscle masséter
mandibula, ae f.	Unterkiefer E: mandible F: la mandibule
*admovēre (ad) (admōtum) (movēre, mōtus)	heranbewegen (an), nähern F: vgl. mouvoir
*dēmordēre (dēmorsum)	ab-, zerbeißen E: vgl. mordant F: vgl. mordre
*mandere (mānsum)	(zer)kauen, beißen F: vgl. manger
bucca, ae f.	Wange E: vgl. buccal F: vgl. buccal, -e
buccinātor, ōris m.	**(tiefer) Wangenmuskel** E: buccinator F: vgl. le muscle buccinateur
vestibulum, ī n.	Vorhof, Eingang E: vestibule F: la vestibule R: вестибюль
liēn, ēnis m.	**Milz**[10] E: lien
rēn, rēnis m.	**Niere**[11] E: ren F: le rein
rēnālis, e	die Niere betreffend, zu den Nieren gehörend, Nieren- E: renal F: renal, -e

---

[9] Orbicularisreaktion: Lidschlußreaktion. [10] Lien accessorius: Nebenmilz. [11] Renographie: röntgenologische Darstellung der Nieren.

hīlus, ī m. — Gefäßein-, -austrittspforte an Organen[12]
E: hilus
F: l'hile

ūrēter, ēris m. (gr.) — **Harnleiter**[13]
E: ureter
F: l'uretère

vēsīca, ae f. — (Harn-) Blase[14]
E: vesica
F: la vessie; vgl. vésical, -e

ūrīnārius, a, um — den Harn betreffend, Harn-
E: urinary
F: urinaire
R: vgl. урина

36. Musculus flexor — der Beuger
37. M. flexor digitorum longus — der lange Fingerbeuger

XII

mȳologia, ae f. (gr.) — Muskellehre, Myologie
E: myology
F: la myologie
R: миология

*docēre (doctum) — (be)lehren
E: vgl. docil
F: vgl. docil, -e
R: vgl. доцент

situs, ūs m. — Lage[1]
E: site
F: le site
R: vgl. ситуация

orīgō, inis f. — **Ursprung(sstelle) (eines Organs oder Körperteils)**
E: origin
F: l'origine
R: vgl. оригинал

---

[12] Hilustuberkulose: tuberkulöse Erkrankung der Lymphknoten im Bereich des Lungenhilus. [13] Ureter duplex: doppelt angelegter Harnleiter (angeborene Mißbildung). [14] Vesikans: blasenziehendes Mittel, Hautreizmittel. [1] in situ: Abbildung in natürlicher Lage; Situs inversus viscerum: umgekehrte Lage der Eingeweide.

Dritter Teil: Wörterverzeichnis zu den Lektionen

īnsertiō, ōnis f.	Ansatz(-stelle), Anheftung[2]
	E: insertion
	F: l'insertion
*āctiō, ōnis f.	Handlung, Tätigkeit, Aktion
	E: action
	F: l'action
	R: акция
īnflammātiō, ōnis f.	Entzündung[3]
	E: inflammation
	F: l'inflammation
rubor, ōris m.	(entzündliche) Röte
tumor, ōris m.	Geschwulst, Gewebewucherung, Tumor
	E: tum(o)ur
	F: la tumeur
calor, ōris m.	Wärme, Hitze[4]
	E: vgl. calorie
	F: la chaleur
	R: vgl. калория
dolor, ōris m.	Schmerz
	E: dolor, dolour
	F: la douleur
auricula, ae f.	kleines Ohr, Ohrmuschel[5]
	E: auricle
	F: l'auricule, l'oreille
cartilāgō, inis f.	Knorpel
(cartilāgineus)	E: cartilage
	F: le cartilage
lobulus, ī m.	Läppchen
	E: lobule
	F: le lobule
*sentīre (sēnsum)	fühlen, wahrnehmen
(sēnsus)	E: vgl. sentient
	F: sentir
tuba, ae f.	Trompete, Tube[6]
	E: tuba, tube
	F: le tube
	R: туба

---

[2] Insertio centralis: Ansatz der Nabelschnur in der Mitte der Plazenta [3] Inflammatio herniae: Bruchentzündung. [4] Kalorie: Maßeinheit der Wärmemenge. [5] Auricula cordis dextra et sinistra: rechtes und linkes Herzohr. [6] Tuba uterina: Eileiter.

Dritter Teil: Wörterverzeichnis zu den Lektionen

audītīvus, a, um (audīre, audītus)	zum Gehörorgan gehörend, zum Hören dienend E: auditive F: auditif, -ve R: vgl. аудитивный
tuba audītīva	Ohrtrompete E: tuba auditiva
articulātiō, ōnis f. (Art. = Articulātiō; Artt. = Articulātiōnēs)	**Gelenk** E: articulation F: l'articulation R: vgl. артикулярный
sphaeroīdeus, a, um (gr.)	zu einem kugelförmigen Gebilde gehörend, kugelförmig, Kugel- E: spheroid F: spheroïde R: vgl. сферический
cylindricus, a, um (gr.)	zylindrisch, Zylinder- E: cylindric, vgl. cylindrical F: cylindrique R: цилиндрический
ellipsoīdeus, a, um (gr.)	ellipsenähnlich, Ellipsen- E: ellipsoid F: elliptique R: эллиптический
trochoīdeus, a, um (gr.)	radförmig, Rad- E: trochoid F: trochoïde
regiō, ōnis f.	**(Körper-) Gegend, Abschnitt, Region** E: region F: la région R: vgl. региональный
frēnulum, ī n.	Bändchen, kleine (Schleim-) Hautfalte E: frenulum F: vgl. le frein
caruncula, ae f.	Fleischwärzchen, Karunkel[7] E: caruncle F: la caroncule
*dīrēctiō, ōnis f.	Richtung E: direction F: la direction R: дирекция

---

[7] Caruncula lacrimalis: Tränenwärzchen.

Dritter Teil: Wörterverzeichnis zu den Lektionen

superior (-ius), ōris	oberer E: superior F: supérieur, -e
īnferior (-i)us, ōris	unterer E: inferior F: inférieur, -e
post (Akk.)	hinter, nach E: post- F: post-
posterior (-ius), ōris	hinterer E: posterior F: postérieur, -e
anterior (-ius), ōris	vorderer E: anterior F: antérieur, -e
ventrālis, e	bauchwärts, nach vorn gelegen, ventral; an der Bauchwand auftretend E: ventral F: ventral, -e
proximālis, e	rumpfwärts, der Körpermitte zu gelegen, proximal E: proximal F: proximal, -e R: проксимальный
distālis, e	rumpffern, von der Körpermitte entfernt gelegen, distal E: distal F: distal, -e R: дистальный
palmāris, e	zur Handfläche gehörend, palmar E: palmar F: palmaire
volāris, e	zur Hohlhand gehörend, volar E: volar
rādīx, rādīcis f.	**Wurzel, Ursprungsstelle (eines Organs oder Nervs)** E: radix
folliculus, ī m.	kleiner Schlauch, Bläschen, Balgdrüse, Follikel E: follicle F: le follicule R: фолликул

mēninx, mēningis f. (gr.)	Hirn-, Rückenmarkshaut E: meninx F: la méninge
mēningītis, idis f. (gr.)	Entzündung der Hirn- und Rückenmarkshüllen, Meningitis E: meningitis F: la méningite R: менингит
gingīva, ae f.	Zahnfleisch E: gingiva F: la gencive
gingīvītis, idis f.	Zahnfleischentzündung, Gingivitis E: gingivitis F: la gingivite R: гингивит
īris, idis f. (gr.)	Regenbogenhaut des Auges, Iris E: iris F: l'iris R: ирис
īrītis, idis f. (gr.)	Entzündung der Regenbogenhaut, Iritis E: iritis F: l'iritis R: ирит
intestīnum crassum	Dickdarm E: intestine F: l'intestin
caecus, a, um	blind[8]
caecum, i n.	Blinddarm E: caecum F: le caecum
appendīx, īcis f.	Anhangsgebilde (an Organen) E: appendix F: l'appendice R: аппендикс
appendīcītis, idis f.	Wurmfortsatzentzündung, Appendizitis E: appendicitis F: l'appendicite R: аппендицит

---

[8] Foramen caecum linguae: kleine Grube im hinteren Teil der Zunge.

8 Curs. Lat. Med.

Dritter Teil: Wörterverzeichnis zu den Lektionen 114

vermifōrmis, e	wurmförmig, Wurm- E: vermiform F: vermiforme
extrēmitās, ātis f.	**Endteil eines Organs, Pol, Extremität** E: extremity F: vgl. l'extrémité, les extrémités
trigōnum, ī n. (gr.)	dreieckiges Gebilde im Organismus E: trigone F: le trigone
carōtis, idis f. (gr.)	**Kopfschlagader, Karotis** E: carotid F: la carotide
carōticus, a, um (gr.)	zur Kopfschlagader gehörend, Kopfschlagader- E: vgl. carotid F: vgl. carotidien, -ne R: vgl. каротидный
pulsātiō, ōnis f.	**das Klopfen, Schlagen, Pulsation** E: pulsation F: la pulsation R: пульсация
38. doctrina musculorum	(Lehre von den Muskeln) Muskellehre
39. originem habere **ex**	den Ursprung haben **an**

XIII

caput, itis n.	**Kopf, Gelenk- oder Muskelkopf**[1] E: caput F: le chef R: vgl. капитальный
biceps, cipitis (caput)	zweiköpfig E: vgl. biceps (muscle) F: vgl. le muscle biceps
triceps, cipitis (caput)	dreiköpfig[2] E: triceps F: vgl. le muscle triceps

---

[1] Caput medusae: Medusenkopf (Venenerweiterung, z. B. in der Bauchdecke). [2] M. triceps brachii: dreiköpfiger Muskel des Oberarms, Armstrecker; M. triceps surae: dreiköpfiger Muskel der Wade.

quadriceps, cipitis (caput)	vierköpfig[3] E: quadriceps F: vgl. le muscle quadriceps
corpus, oris n.	**Körper**[4] E: corpus F: le corps R: корпус
adipōsus, a, um	fettreich, verfettet, Fett-, adipös[5] E: adipose F: adipeux, -se
forāmen, inis n.	**Loch, Öffnung** E: foramen F; vgl. foraminé, -e
*circum (Akk.)	ringsum E: circum- F: circum-
*circumdare	umgeben
femur, oris n.	**Oberschenkel(-knochen), Schenkelbein**[6] E: femur F: le fémur
nūtrīcius, a, um	ernährend, versorgend, Ernährungs- E: nutritious F: vgl. nutritif, -ve
pectineus, a, um	zum oberen Schambein gehörend, Schambein- E: vgl. pectinate F: pectiné, -e
asper, aspera, asperum	rauh, aufgerauht E: vgl. asperity F: âpre
tūberōsitās, ātis f. (tūberculum)	Rauhigkeit, höckrige Stelle, Höcker E: tuberosity F: la tuberosité
glūt(a)ēus, a, um (gr.)	zum Gesäßmuskel gehörend, Gesäß- E: vgl. gluteal, glutean
labium, ī n.	Lippe, Randleiste F: vgl. la lèvre

---

[3] M. quadriceps femoris: vierköpfiger Schenkelstrecker. [4] Corpus alienum: Fremdkörper im Gelenk. [5] Adipositas: Fettleibigkeit; Adipositas cordis: Fettherz. [6] Hernia femoralis: Femoralhernie.

Dritter Teil: Wörterverzeichnis zu den Lektionen 116

popliteus, a, um	zur Kniekehle gehörend, Kniekehlen- E: vgl. popliteal F: poplité, -e
abdōmen, inis n.	**Bauch, Unterleib**[7] E: abdomen F: l'abdomen R: vgl. абдоминальный
epigastrium, ī n. (gr.)	Oberbauchgegend, Magengrube[8] E: epigastrium F: l'épigastre R: эпигастрий
mesogastrium, ī n. (gr.)	Mittelbauchgegend E: mesogastrium F: le mésogastre
hypogastrium, ī n. (gr.)	Unterbauchgegend E: hypogastrium F: l'hypogastre
pȳramidālis, e (gr.)	pyramidenförmig, Pyramiden- E: pyramidal F: pyramidal, -e R: пирамидальный
diaphragma, atis n. (gr.)	**Scheidewand, Zwerchfell**[9] E: diaphragma, diaphragm F: le diaphragme R: диафрагма
crūs, crūris n.	**(Unter-) Schenkel, schenkelartiger Teil (eines Organs oder Körperteils)** E: crus F: vgl. crural, -e
pāncreas, atis n. (gr.)	**Bauchspeicheldrüse**[10] E: pancreas F: le pancréas R: vgl. панкреатическая железа
*sēparāre	trennen[11] E: to separate F: séparer

---

[7] Abdominalgravidität (Extrauteringravidität): Bauchhöhlenschwangerschaft. [8] Pulsatio epigastrica: Erschütterung der Oberbauchgegend bei Herzstoß. [9] Diaphragma pelvis: Beckenboden. [10] Pancreatitis: Entzündung der Bauchspeicheldrüse. [11] Separanda: abgesondert aufzubewahrende giftige Arzneimittel.

interpeduncularis, e (pes)	zwischen den Stielen (Schenkeln) liegend E: vgl. peduncular F: vgl. pedonculaire
*ante (Akk.)	vor F: vgl. anté- R: vgl. анте-
mamillaris, e	brustwarzenähnlich, zur Brustwarze gehörend E: mammillary F: mamillaire R: мамиллярный
parvus, a, um	klein
chiasma, atis n. (gr.)	**x-förmige Kreuzung** E: chiasma, chiasm F: le chiasma
tuber, eris n. (tuberculum, tuberositas)	**Höcker, Vorsprung, Verdickung** E: tuber F: vgl. le tubercule
cinereus, a, um	aschgrau E: cinereous F: vgl. cinéraire
hepar, atis n. (gr.)	**Leber** E: hepar F: vgl. hépatique R: гепато-
hepatitis, idis f. (gr.)	Leberentzündung E: hepatitis F: l'hépatite R: гепатит
40. originem musculi caput musculi dicere (dopp. Akk. bei dicere)	den Ursprung des Muskels Muskelkopf nennen
41. ante fossam	vor der Grube

XIV

ērēctor, ōris m. — Aufrichter, Strecker
  E: erector
  F: vgl. le muscle érecteur

longissimus, a, um (longus) — längste; anat. lang

cervīx, īcis f. (cervīcālis) — Hals[1]
  E: cervix

iliocostālis, e — Darmbein-Rippen-
  E: vgl. ileo-
  F: vgl. iléo-

thōrāx, ācis m. (gr.) (thōrācicus) — Brustkorb, Thorax[2]
  E: thorax
  F: le thorax

index, icis m. — Anzeiger; anat. Zeigefinger
  E: index
  F: l'index
  R: индекс

pollex, icis m. — Daumen
  E: pollex
  F: le pouce

hallux, ucis m. — große Zehe
  E: hallux
  F: l'hallux

pulmō, ōnis m. — Lunge
  E: vgl. pulmo-
  F: le poumon

pulmōnālis, e — zur Lunge gehörend, Lungen-[3]
  E: pulmonary
  F: pulmonaire

apex, icis m. — Spitze[4]
  E: apex
  F: vgl. apical, -e

indūrātus, a, um (dūrus) — verhärtet, hart
  E: vgl. to indurate
  F: vgl. enduré, -e

---

[1] Cervix uteri: Gebärmutterhals. [2] Thorakotomie: operative Öffnung der Brusthöhle.
[3] Pulmonalsklerose: Sklerose der Pulmonalgefäße. [4] apikal: zum Apex hin gelegen.

Dritter Teil: Wörterverzeichnis zu den Lektionen

fissūra, ae f.   Spalte, Einriß, Fissur
E: fissure
F: la fissure

horizontālis, e (gr.)   waagerecht, horizontal
E: horizontal
F: horizontal, -e
R: горизонтальный

prīncipālis, e   Anfangs-, Haupt-
E: principal
F: principal, -e

margō, inis m.   Rand; anat. auch Kante, Randleiste
E: margin
F: la marge
R: vgl. маргинальный

phalanx, phalangis f. (gr.)   Finger-, Zehenglied
E: phalanx
F: la phalange
R: фаланга

larynx, laryngis m. (gr.)   Kehlkopf[5]
E: larynx
F: le larynx
R: vgl. ларинго-

homō, inis m.   Mensch[6]
F: l'homme

thyr(e)oīdeus, a, um (gr.)   schildförmig, zum Schildknorpel gehörend, Schildknorpel-, Schild-
E: thyroid
F: thyroïde, vgl. thyroïdien, -ne

cricoīdeus, a, um (gr.)   ringförmig, zum Ringknorpel gehörend, Ringknorpel-, Ring-
E: cricoid
F: cricoïde

aryt(a)enoīdeus, a, um (gr.)   gießkannenähnlich, zum Gießbeckenknorpel (Stellknorpel) gehörend, Gießbecken-
E: arytenoid
F: aryténoïde

epiglōtticus, a, um (gr.)   zum Kehldeckel gehörend, Kehldeckel-
E: epiglottic
F: épiglottique

---

[5] Laryngitis: Kehlkopfentzündung.   [6] Homo sapiens: der denkende Mensch.

Dritter Teil: Wörterverzeichnis zu den Lektionen

pharynx, pharyngis m. (pharyngēus)	Rachen, Schlund[7] E: pharynx F: le pharynx
choana, ae f. (gr.)	Trichter; hinterer Nasenausgang, Choane E: choana F: vgl. les choanes
isthmus, ī m. (gr.)	Enge, verengte Stelle[8] E: isthmus F: l'isthme
ōs, ōris n.	Mund, Mündung[9] E: os F: vgl. oral, -e
tendō, inis m. (tendere)	Sehne[10] E: tendo, tendon F: le tendon R: vgl. тендо-
subtālāris, e tālocrūrālis, e (crūs)	unter dem Sprungbein liegend Sprungbein-Unterschenkel- E: talocrural
tegmen, inis n. (tegmentum)	Decke, Dach E: tegmen F: vgl. le tégument
tympanum, ī n. (gr.) cavum tympanī (lat./gr.)	Pauke, Trommel[11] Paukenhöhle E: tympanic cavity, vgl. tympanum F: la cavité du tympan, vgl. le tympan
pariēs, etis m.	Wand(schicht) E: paries F: la paroi
labyrinthus, ī m. (gr.)	Labyrinth[12] E: labyrinth F: le labyrinthe R: лабиринт

---

[7] Pharyngitis: Rachenentzündung. [8] Isthmus uteri: unteres Uterinsegment zwischen Körper und Halsabschnitt des Uterus. [9] peroral, per os: durch den Mund. [10] Tendovaginitis: Sehnenscheidenentzündung. [11] Membrana tympani: Trommelfell. [12] Labyrinthitis: Entzündung des Labyrinths.

labyrinthicus, a, um (gr.) — zum Labyrinth gehörend, Labyrinth-
E: vgl. labyrinthine
F: labyrinthique

42. M. extensor hallucis brevis et M. extensor digitorum brevis originem habet — der kurze Großzehenstrecker und der kurze Zehenstrecker **haben** ihren Ursprung

XV

dēns, dentis m. — **Zahn**[1]
E: vgl. dental
F: la dent

dentitiō, ōnis f. — Zahnen, Durchbruch der Zähne[2]
E: dentition
F: la dentition

*dēcidere — herab-, herausfallen[3]

dēns dēciduus — Milchzahn, stomat. temporärer Zahn
E: deciduous tooth
F: vgl. la dent temporaire

permanēns, ntis (permanēre) — bleibend, permanent
E: permanent
F: permanent, -e
R: перманентный

dēns incīsīvus — Schneidezahn
E: vgl. incisor
F: la dent incisive

dēns canīnus — Eckzahn, Augenzahn
E: canine tooth
F: la dent canine

dēns molāris — Mahlzahn, Backenzahn, Molarzahn
E: molar tooth
F: la dent molaire

prae (Abl.) — vor
E: pre-
F: pré-

---

[1] Dentinum: Zahnbein, Dentin. [2] Dentitionsgeschwüre: während des Zahnens auftretende Geschwüre an der Mundschleimhaut. [3] Decidua (membrana): Schleimhaut nach Eintritt der Schwangerschaft.

dēns praemolāris	Vormahlzahn, vorderer Backenzahn, Prämolarzahn E: premolar tooth F: la dent prémolaire
corōna, ae f.	Kranz, Krone E: corona F: vgl. coronaire R: vgl. коронка зуба
pars, partis f.	**Teil, Abschnitt** E: part F: la part
enamēlum, ī n.	Zahnschmelz E: enamel
*illinere (illitum)	(mit etwas) überziehen
cēmentum, ī n.	Zement E: cement F: le cément R: vgl. зубной цемент
*replēre	an-, ausfüllen E: to replete
auris, is f. (auricula)	**Ohr** F: vgl. l'oreille
petrōsus, a, um (gr.)	felsig, Felsenbein- E: petrous, vgl. petrosal F: pétreux, -se
pars petrōsa (lat./gr.)	Felsenbeinteil, -pyramide
os, ossis n.	**Knochen**[4] E: os F: l'os
ossiculum, ī n.	Knöchelchen E: ossicle F: vgl. l'osselet
temporālis, e	zum Schläfenbein gehörend, Schläfenbein-, Schläfen- E: temporal F: temporal, -e
malleus, ī m.	Hammer E: malleus

---

[4] Ossein: Gerüsteiweißstoff im Knochen; Ossifikation: Knochenbildung.

Dritter Teil: Wörterverzeichnis zu den Lektionen

incūs, ūdis f.	Amboß E: incus F: l'enclume
stapēs, stapedis m. (pēs)	Steigbügel E: stapes
antrum, ī n. (gr.)	Höhle[5] E: antrum F: l'antre
mastoīdeus, a, um (gr.)	warzenähnlich, zum Warzenfortsatz des Schläfenbeins gehörend, Warzenfortsatz- E: mastoid F: mastoïde
antrum mastoīdeum (gr.)	Höhle zwischen der Paukenhöhle und den Warzenfortsatzzellen
pēlvis, is f. (Akk. Sing.: pēlvim od. pēlyem Abl. Sing.: pēlvī od. pēlve)	**Becken** E: pelvis F: vgl. pelvien, -ne
*fōrmāre (fōrma)	bilden, formen E: to form F: former R: формировать
cor, cordis n.	Herz[6] F: le cœur
os sacrum (sacrālis)	Kreuzbein E: vgl. sacrum F: vgl. le sacrum
os īlium	Darmbein E: vgl. ilium F: vgl. l'ilion
os ischii (lat./gr.)	Sitzbein E: vgl. ischium F: vgl. l'ischion
pūbēs, is f. (pūbicus)	Schamgegend, Schamhaare E: pubes, vgl. pubic region F: vgl. la région pubienne
os pūbis	Schambein E: vgl. pubis F: l'os du pubis, vgl. le pubis

---

[5] Antritis: Antrumentzündung; Antrotomie: Aufmeißelung des Warzenfortsatzes. [6] Cor adiposum: Fettherz; Cor nervosum: nervöses Herz.

acetābulum, ī n. — Gelenkpfanne (des Hüftgelenkes)
E: acetabulum
F: l'acétabule

os coccȳgis (lat./gr.) — Steißbein
E: coccyx
F: le coccyx

prīmus, a, um — erste
E: prime
F: vgl. premier, -ière

atlās, antis m. (gr.) — oberster Halswirbel, Atlas
E: atlas
F: l'atlas

*sine (Abl.) — ohne

axis, is m. — **Achse, Mittellinie; anat. zweiter Halswirbel, Dreher**
E: axis
F: l'axe

vērus, a, um — wahr, echt
F: vrai, -e

spurius, a, um — falsch, unecht
E: spurious

43. formā anuli **esse** — die Form eines Ringes haben
44. pars illita — ein überzogener Teil; ein Teil, **der** überzogen ist
45. sine process**ibus** — ohne Fortsätze

XVI

digastricus, a, um (gr.) — zweibäuchig
E: digastric
F: digastrique

māssa, ae f. (gr.) — Verdickung; Masse, pharm. Füllstoff
E: mass
F: la masse
R: масса

*quam — als (nach einem Komparativ)

mājor/mājus, ōris — **größer, anat. groß**
E: major
F: majeur, -e

Dritter Teil: Wörterverzeichnis zu den Lektionen

māximus, a, um	größte, anat. groß E: vgl. maximum F: vgl. le maximum
minor/minus, ōris (minimus)	kleiner, anat. klein E: minor F: mineur, -e
rhomboīdeus, a, um (gr.)	rautenförmig E: rhomboid F: rhomboïde R: ромбовидный
pectorālis, e	zur Brust gehörend, Brust-[1] E: pectoral F: pectoral, -e
mūsculus īliopsoās (lat./gr.)	Darmbein-Lendenmuskel E: iliopsoas
gemellus, a, um	doppelt, Zwillings- E: gemellary F: gémellaire
trochantēr, ēris m. (gr.)	Rollhügel E: trochanter F: le trochanter
intertrochantēricus, a, um (lat./gr.)	zwischen den Rollhügeln liegend E: intertrochanteric
apertūra, ae f.	Öffnung, Eingang, Apertur E: aperture F: vgl. l'ouverture R: апертура
longitūdinālis, e (longus)	längsgerichtet, -verlaufend, longitudinal E: longitudinal F: longitudinal, -e
omnis, e	jeder; Plur. alle[2] E: omni- F: omni-
vās, vāsis n. (Plur. vāsa, ōrum) (vāsculōsus)	Gefäß[3] E: vas, vasc F: vgl. le vaisseau

---

[1] Pektoralfremitus: Vibrieren der Thoraxwand beim Sprechen. [2] omnivor: alles fressend
[3] Vasa vasorum: die in der Adventitia größerer Blutgefäße verlaufenden und sie ernährenden Arterien.

capillāris, e	haarfein, Haar-, kapillar-, kapillär E: capillary F: capillaire R: капиллярный
tenuis, e	dünn, zart[4] E: tenuous F: ténu, -e
rāmus, ī m.	Ast, Zweig[5] E: ramus F: vgl. le rameau
suprēmus, a, um	**oberste** E: supreme F: suprême
īmus, a, um	**unterste**
īnfimus, a, um	**unterste** F: infime
cortex, icis m.	Rinde[6] E: cortex F: l'écorce R: vgl. кортикальный
*pervenīre	gelangen F: parvenir
zōnālis, e (gr.)	zum Gürtel gehörend, gürtelförmig[7] E: zonal F: vgl. la zone R: vgl. зона
grānulāris, e	körnig, gekörnt, körnerreich[8] E: granular F: granulaire R: vgl. гранулированный
46. vasa minima omn**ium** vas**orum**	die kleinsten **von** allen Gefäß**en**

---

[4] Intestinum tenue: Dünndarm. [5] Ramus basalis anterior: vorderer der zur Lungenbasis verlaufenden Äste der Lungenarterie und Lungenvene. [6] Cortex renis: Nierenrinde; kortikotrop: auf die Nebennierenrinde einwirkend. [7] Stratum zonale thalami: Gürtelschicht des Thalamus; Lamina zonalis: Molekularschicht der Großhirnrinde. [8] Granularatrophie: körnige Veränderung der Oberfläche eines Organs infolge Schrumpfung.

XVII

axillāris, e	zur Achselhöhle gehörend, Achselhöhlen-[1] E: axillary F: axillaire
subclāvius, a, um (clāvicula)	unter dem Schlüsselbein liegend E: vgl. subclavian F: sous-clavier, -ière
glandula suprārēnālis	Nebenniere E: suprarenal gland F: vgl. la glande surrénale
capsula, ae f.	Kapsel E: capsule F: la capsule R: капсула
spatium, ī n.	(Spalt-) Raum, Zwischenraum E: spatium, space F: l'espace
retrōpharyngēus, a, um (lat./gr.) (pharynx)	hinter dem Schlund liegend E: vgl. retropharyngeal F: rétropharyngien, -ne
recurrēns, ntis (recurrere)	zurücklaufend, -führend, rückläufig, wiederkehrend[2] E: recurrent F: récurrent, -e R: рекуррентный
valva, ae f.	Klappe E: valve F: la valve
valvula, ae f.	(kleine) Klappe E: valvula, valvule F: la valvule
interrādīculāris, e (rādīx)	zwischen den Wurzeln liegend R: vgl. радикулярный
exspīrāre	ausatmen, exspirieren[3] E: to expire F: expirer

---

[1] Axillarislähmung: Lähmung des N. axillaris. [2] Febris recurrens: Rückfallfieber. [3] Exspiration: Ausatmung.

Dritter Teil: Wörterverzeichnis zu den Lektionen 128

sūdōrifer, fera, ferum	schweißtreibend, Schweiß-
	E: sudoriferous
āreolāris, e	zum Warzenhof gehörend
	E: areolar
	F: vgl. l'aréole
glandulae āreolārēs	Milchdrüsen im Warzenhof, Duftdrüsen
circumānālis, e	**um den After herum liegend**
	E: circumanal
	F: circum-
	R: vgl. анальный
duodēnālis, e	zum Zwölffingerdarm gehörend, Zwölffingerdarm-
	E: duodenal
	F: duodénal, -e
	R: дуоденальный
praepūtiālis, e	**zur Vorhaut gehörend, Vorhaut-**
	E: preputial
	F: préputial, -e
intrā (Akk.)	innerhalb[4]
intrājugulāris, e	**innerhalb der Drosselgrube liegend**[5]
	E: vgl. jugular
	F: vgl. jugulaire
corōnoīdeus, a, um (gr.) (corōna)	kronenartig, Kronen-
	E: coronoid
	F: coronoïde
circumferentia, ae f.	**Umkreis, Umfang**
	E: circumferentia, circumference
	F: la circonférence
uterus, ī m.	Gebärmutter[6]
	E: uterus
	F: l'utérus
*vertere (versum) (vertebra)	wenden, drehen
	E: vgl. version
	F: vgl. la version
	R: вертеть
anteversiō, ōnis f. (vertere)	**Neigung nach vorn**
	E: anteversion
	F: l'antéversion
	R: антеверсия

---

[4] intrakutan: in (die) der Haut selbst. [5] Jugulum: Kehle, Hals. [6] Uteruskarzinom: Gebärmutterkrebs.

anteflexiō, ōnis f. (flectere)	**Biegung nach vorn** E: anteflexion F: l'antéflexion R: антефлексия
antepositiō, ōnis f. (pōnere)	**Verlagerung nach vorn** E: anteposition F: l'antéposition R: антепозиция
retrōflexiō, ōnis f.	**Abknickung nach hinten, Rückwärtsabknickung** E: retroflexion F: la rétroflexion R: ретрофлексия
retrōversiō, ōnis f.	**Neigung nach hinten, Rückwärtsneigung** E: retroversion F: la rétroversion R: ретроверсия
intersectiō, ōnis f.	**Unterbrechung, Einschnitt** E: intersection F: l'intersection
xiphoīdeus, a, um (gr.)	schwertförmig, Schwert- E: xiphoid, vgl. xiphoidal F: xiphoïde
umbilīcus, ī m.	Nabel E: umbilicus F: l'ombilic
cutis, is f.	Haut, Kutis E: cutis F: vgl. cutané, -e
epidermis, is f. (gr.)	**Oberhaut, Epidermis**[7] E: epidermis F: l'epiderme R: эпидермис
corium, ī n.	**Lederhaut, Korium** E: corium F: vgl. coriace
subcutis, is f.	**Unterhaut(zellgewebe), Subkutis** E: subcutis F: vgl. subcutané, -e

---

[7] Epidermophytie: häufigste und wichtigste Pilzkrankheit der Epidermis.

Dritter Teil: Wörterverzeichnis zu den Lektionen

XVIII

gastēr, gastris f. (gr.) — Magen
E: vgl. gastric
F: vgl. gastrique
R: vgl. гастрит

hypogastricus, a, um (gr.) — zur Unterbauchgegend gehörend,
(hypogastrium) — Unterbauchgegend-
E: hypogastric
F: hypogastrique

prōmontōrium, ī n. — Vorgebirge, Vorsprung,
Vorwölbung
E: promontory
F: le promontoire

hypochondriacus, a, um (gr.) — unter den Rippenknorpeln liegend
E: hypochondriac
F: vgl. hypochondriaque

secāre (sectum) — zerschneiden[1]
(intersectiō)
E: vgl. to dissect
F: vgl. disséquer
R: vgl. секция

arbor, oris f. — Baum
F: l'arbre

vīta, ae f. — Leben[2]
E: vgl. vital
F: la vie

*similis, e — ähnlich
E: vgl. similar
F: vgl. similaire

hēmisphaerium, ī n. (gr.) — **Halbkugel, Hemisphäre**
E: hemisphere
F: l'hémisphère

quadrangulāris, e — vierwinklig
(angulus)
E: quadrangular
F: quadrangulaire

gȳrus, ī m. (gr.) — (Hirn-) Windung[3]
E: gyrus
F: vgl. giratoire

---

[1] Sektion: Leichenöffnung. [2] intra vitam: während des Lebens; Vitalfärbung: Färbemethode des frischen Bluttropfens. [3] Gyrenzephalie: Gehirn mit vielen Windungen.

parahippocampālis, e (gr.)	neben dem „Hippocampus" liegend[4]
paraterminālis, e (gr./lat.)	neben der Endplatte liegend
glōssopharyngēus, a, um (gr.) (pharynx)	zu Zunge und Schlund gehörend, Zungen-Schlund- E: vgl. glossopharyngeal
hypoglōssus, a, um (gr.)	unter der Zunge verlaufend E: hypoglossus, vgl. hypoglossal
glōssoepiglōtticus, a, um (gr.) (epiglōtticus)	zu Zunge und Kehldeckel gehörend, Zungen-Kehldeckel- E: glossoepiglottic
vallēcula, ae f.	kleines Tal, kleine Vertiefung, Furche E: vallecula
antifebrīlis, e (gr./lat.) (febris)	gegen Fieber wirkend, fiebersenkend E: antifebrile F: antifébrile
antineuralgicus, a, um (gr.)	gegen Schmerzen wirkend, schmerzstillend E: antineuralgic F: antinévralgique
*minuere (minūtum)	vermindern E: vgl. to diminish F: vgl. diminuer R: vgl. минута
anaesthēticus, a, um (gr.)	gegen Empfindung wirkend, unempfindlich machend[5] E: anesthetic, anaesthetic F: anesthésique R: анестезирующий
*lēnīre (lēnītum)	lindern[6] E: vgl. lenitive F: vgl. lénifier
anabioticus, a, um (gr.)	die Lebenskraft erneuernd, das Wachstum fördernd

---

[4] Hippocampus: halbmondförmiger, in das Unterhorn des Seitenventrikels des Gehirns vorspringender Wulst des Gyrus hippocampi. [5] Anästhesie: Schmerzunempfindlichkeit oder Schmerzbetäubung; Lokalanästhesie: örtliche Betäubung; Anästhesiologie: Lehre von der Schmerzbetäubung. [6] Lenientia (remedia): Linderungsmittel; Unguentum leniens: Kühlsalbe.

Dritter Teil: Wörterverzeichnis zu den Lektionen

*rōborāre	stärken[7]
	E: vgl. roborant
	F: vgl. roboratif, -ve
ūrīna, ae f. (gr.)	Harn, Urin
(ūrīnārius)	E: urine
	F: l'urine
	R: урина
periarthrītis, idis f. (gr.)	**Entzündung der ein Gelenk umgebenden Teile**
	E: periarthritis
	F: la périarthrite
	R: периартрит
periodontium, ī n. (gr.)	**Zahnwurzelhaut**
	E: periodontium
	F: le périodonte
	R: периодонт
periodontītis, idis f. (gr.)	**Wurzelhautentzündung**
	E: periodontitis
	F: la périodontite
	R: периодонтит
perichondrium, ī n. (gr.)	**Knorpelhülle**
	E: perichondrium
	F: le périchondre
perichondrītis, idis f. (gr.)	**Knorpelhautentzündung**
	E: perichondritis
	F: la périchondrite
	R: перихондрит
anakūsis, is (eōs) f. (gr.)	**Taubheit**
	E: anacusis, vgl. anacusia
hypakūsis, is (eōs) f. (gr.)	**Schwerhörigkeit**
	E: hypacusis, vgl. hypacusia
hyperakūsis, is (eōs) f. (gr.)	**krankhafte Feinhörigkeit**
	E: hyperacusis, vgl. hyperacusia
	F: l'hyperacousie
dysakūsis, is (eōs) f. (gr.)	**Schwerhörigkeit; krankhafte Überempfindlichkeit des Gehörs**
	E: dysacusis, vgl. dysacusia
diabētēs, ae m. (gr.)	**Durchfluß, Harnruhr, Diabetes**
	E: diabetes
	F: le diabète
	R: диабет

---

[7] Roborantia remedia: stärkende Mittel, Roborantien.

diabētēs mellītus	**Zuckerharnruhr, Zuckerkrankheit** E: vgl. diabetes F: vgl. le diabète sucré R: vgl. сахарный диабет
47. formā esse	die (eine) Form haben
48. circum articulationem	um das Gelenk herum

XIX

coracobrachiālis, e (gr.) (brachium)	zum Rabenschnabelfortsatz und zum Oberarm gehörend, Rabenschnabel-Oberarm-[1]
mēniscus, ī m. (gr.)	scheibenförmiger Zwischenknorpel, Meniskus E: meniscus F: le ménisque R: мениск
mēniscofemorālis, e (femur)	Meniskus-Oberschenkel-
intrāarticulāris, e (articulātiō)	innerhalb des Gelenks liegend E: intra-articular F: intra-articulaire
radiātus, a, um (radius)	mit Strahlen versehen, strahlenförmig, strahlend, Strahlen-[2] E: vgl. radiation F: vgl. la radiation R: vgl. радиация
costoxiphoīdeus, a, um (lat./gr.) (costa)	Rippen-Schwertfortsatz-
commūnicāre (commūnis)	verbinden E: to communicate F: communiquer R: vgl. коммуникация
hyoīdeus, a, um (gr.)	zum Zungenbein gehörend E: hyoid F: hyoïde

---

[1] M. coracobrachialis: Hakenarmmuskel (vom Rabenschnabelfortsatz ausgehend). [2] Radiatio optica: Sehstrahlung.

os hyoīdeum   Zungenbein
F: l'os hyoïde
*ūsus, ūs m.   Gebrauch, Nutzen[3]
E: use
F: vgl. l'usage
respīrātiō, ōnis f.   Atmung, Respiration
E: respiration
F: la respiration
R: vgl. респиратор
phōnātiō, ōnis f. (gr.)   Stimmbildung, Phonation
E: phonation
F: la phonation
R: vgl. фонетика
prōminentia, ae f.   hervorragender Teil, Vorsprung
(prōminēre)   E: prominence
F: la proéminence
stȳlopharyngēus, a, um (gr.)   Griffelfortsatz-Schlund-[4]
(pharynx)
platysma, atis n. (gr.)   (platter) Hautmuskel des Halses,
Halshautmuskel
E: platysma
sternocleidomastoīdeus, a, um (gr.)   Brustbein-Schlüsselbein-
(sternum)   Warzenfortsatz-[5]
E: sternocleidomastoid
sternohyoīdeus, a, um (gr.)   Brustbein-Zungenbein-
E: sternohyoid
thyr(e)ohyoīdeus, a, um (gr.)   Schild(knorpel)-Zungenbein-
E: thyrohyoid
ōmohyoīdeus, a, um (gr.)   Schulter-Zungenbein-
E: omohyoid
stȳlohyoīdeus, a, um (gr.)   Griffelfortsatz-Zungenbein-
E: stylohyoid
mylohyoīdeus, a, um (gr.)   Unterkiefer-Zungenbein-
E: mylohyoid
geniohyoīdeus, a, um (gr.)   Kinn-Zungenbein-
E: vgl. genio-

49. ad ligamentum affigere   am Rand anheften
50. medio in collo   in der Mitte des Halses
51. usui esse (Dat.)   von Nutzen sein (für etwas)

---

[3] ad usum proprium: zum eigenen Gebrauch des Arztes (Rez.).   [4] M. stylopharyngeus: Griffelschlundkopfmuskel.   [5] M. sternocleidomastoideus: Kopfwender.

XX

ānserīnus, a, um	**gänseartig, Gänse-** E: anserine F: vgl. l'ansérine
mūsculus sartōrius	**Schneidermuskel** E: sartorius (muscle)
sēmitendinōsus, a, um (vet. sēmitendineus) (tendō)	**halbsehnig** E: semitendinous F: vgl. semi-, vgl. tendineux, -se
tangere (tāctum) (tāctus)	**berühren** R: vgl. такт
bursa, ae f. (gr.)	**Beutel, Tasche**[1] E: bursa F: la bourse
sēmimembrānōsus, a, um (vet. sēmimembrānāceus)	**halbhäutig** E: semimembranous F: vgl. membraneux, -se
tarsus, ī m.	**Fußwurzel; Lidfaserplatte, Lidknorpel** E: tarsus F: le tarse
nāviculāris, e	**kahnförmig, Kahn-** E: navicular F: naviculaire
cuboīdeus, a, um (gr.)	**würfelförmig, Würfel-** E: cuboid F: vgl. l'os cuboïde R: кубовидный
cuneifōrmis, e	**keilförmig** E: cuneiform F: cunéiforme
saphēnus, a, um (arab.)	**verborgen, verbergend** E: saphenous
falcifōrmis, e	**sichelförmig** E: falciform F: falciforme

---

[1] Bursitis: Schleimbeutelentzündung.

Dritter Teil: Wörterverzeichnis zu den Lektionen

cribrōsus, a, um	**siebförmig, Sieb-** E: vgl. cribriform F: vgl. le crible
scaphoīdeus, a, um (gr.)	**kahnförmig** E: scaphoid F: scaphoïde
os scaphoīdeum	Kahnbein E: vgl. scaphoid bone F: l'os scaphoïde
lūnātus, a, um (sēmilūnāris)	**mondförmig** E: lunate, lunated
os lūnātum	Mondbein E: vgl. lunate bone
triquetrus, a, um	**dreieckig, dreiseitig** E: triquetrous F: triquètre
os triquetrum	dreiseitiger (Handwurzel-) Knochen E: vgl. triquetrum
pisifōrmis, e	**erbsenförmig, Erbsen-** E: pisiform F: pisiforme
intermetacarpēus, a, um (gr.) (metacarpus)	**zwischen den Mittelhandknochen liegend** E: vgl. metacarpus F: vgl. le métacarpe
sclēra, ae f. (gr.)	Lederhaut, feste Hülle des Augapfels, Sklera[2] E: sclera F: vgl. la sclérotique R: склера
cornea, ae f. (cornū)	Hornhaut des Auges, Kornea E: cornea F: la cornée
chorioīdea, ae f. (gr.)	**Aderhaut des Auges**[3] E: choroid F: la choroïde
suprachorioīdeus, a, um (lat./gr.)	**oberhalb der Aderhaut liegend** F: vgl. sous-choroidien, -ne
choriocapillāris, e (gr./lat.)	**Aderhaut-Haargefäß-** E: vgl. chorio-

---

[2] Skleritis: Lederhautentzündung am Auge. [3] Chorioiditis (Choroiditis): Entzündung der Aderhaut.

īridocorneālis, e (gr./lat.)   Iris-Hornhaut-
(īris)   E: vgl. irido-
fēmina, ae f.   Frau
    E: vgl. feminine
    F: la femme
diameter, trī f. (gr.)   Durchmesser
    E: diameter
    F: le diamètre
    R: диаметр
conjugāta, ae f.   Durchmesser
    E: conjugata
    R: конъюгата
ēminentia, ae f.   Erhöhung, Vorsprung, Höcker[4]
(prōminentia)   E: eminentia, eminence
    F: l'éminence

XXI

perforāre   durchbohren, perforieren[1]
(forāmen)   E: to perforate
    F: perforer
    R: vgl. перфорация
vir, virī m.   Mann
    E: vgl. virile
    F: vgl. viril
dēferēns, ntis   **hinabführend**
    E: deferent
    F: déférent, -e
ductus dēferēns   Samenleiter
    F: vgl. le canal déférent
testis, is m.   Hoden
    E: testis
    F: le testicule
testiculāris, e   zum Hoden gehörend,
    Hoden-, testikulär
    E: testicular
    F: testiculaire
    R: тестикулярный

---

[4] Eminentia arcuata: Vorwölbung an der Felsenbeinpyramide des Schläfenbeins.
[1] Perforation: Durchbohrung (geburtshilfliche Operation); Durchbruch, z. B. eines Magengeschwürs in die freie Bauchhöhle.

Dritter Teil: Wörterverzeichnis zu den Lektionen

comitāns, ntis	begleitend
*currere (cursum)	laufen
(recurrēns)	E: vgl. course
	F: courir
pōns, pontis m.	Brücke
	E: pons
	F: le pont
māter, tris f.	Mutter
	E: mother
	F: la mère
	R: мать
cavernōsus, a, um	höhlenreich, kavernös
	E: cavernous
	F: caverneux, -se
	R: кавернозный
*invādere (invāsum)	eindringen[2]
	E: to invade
	F: vgl. l'invasion
	R: vgl. инвазия
oppōnere	gegenüberstellen, entgegenstellen,
(oppositum)	opponieren
	E: to oppose
	F: opposer
	R: vgl. оппозиция
accelerāre	beschleunigen, akzelerieren
	E: to accelerate
	F: vgl. accélérer
fūnctiō, ōnis f.	Verrichtung, Funktion
	E: function
	F: la fonction
	R: функция
parasympathicus, ī m. (gr.)	„Parasympathikus"[3]
(sympathicus)	E: vgl. parasympathetic
	F: vgl. parasympathique
	R: vgl. парасимпатический
*retardāre	hemmen[4]
	E: vgl. to retard
	F: retarder

---

[2] Invasion: Eindringen von Krankheitserregern. [3] „Parasympathikus": der neben dem Sympathikus wirkende Anteil des vegetativen Nervensystems. [4] Retardation: Hemmung der körperlichen oder geistigen Entwicklung.

aberrāre   abweichen; hier: blind endigen[5]
                        E: vgl. aberration
                        F: aberrer
                        R: vgl. аберрация

XXII

tūtus, a, um   sicher
                        E: vgl. tutor
                        F: vgl. le tuteur
celer, eris, ere   schnell
(accelerāre)   E: vgl. celerity
                        F: vgl. la célérité
parāre   bereiten
                        E: vgl. to prepare
                        F: vgl. préparer
                        R: vgl. препарировать
frigidus, a, um   kalt[1]
                        E: frigid
                        F: froid
calidus, a, um   warm
(calor)   E: vgl. calorie
                        F: chaud
                        R: vgl. калория
grossus, a, um   grob
                        E: gross
                        F: gros, -se
subtīlis, e   fein
                        E: subtile
                        F: subtil, -e
recēns, ntis   frisch
                        E: recent
                        F: récent, -e
signāre   mit einem Zeichen versehen[2]
                        E: to sign
                        F: signer
                        R: vgl. сигнатура
dare ut (mit Konj.)   geben daß, damit

---

[5] Aberratio(n): Abweichung, fehlerhafte Anlage.
[1] Frigidität: Gefühlskälte. [2] Signatur: Aufschrift.

fiant	sie sollen werden
(Inf.: fierī)	F: vgl. fiat
pilula, ae f.	Pille
	E: pill
	F: la pilule
	R: пилюля
(re)iterāre	wiederholen
	E: to reiterate
	F: réitérer
nē (mit Konj.)	nicht (bei Verbot); daß nicht, damit nicht
bis	zweimal
repetere (repetītum)	wiederholen
	E: vgl. repetition
	F: répéter
bonus, a, um	gut
	F: bon, bonne
bene (Adv.)	gut
*discere	lernen
(disciplīna)	
sē exercēre	sich üben
	E: vgl. exercise
	F: s'exercer
*dīgnōscere	erkennen, unterscheiden
status, ūs m.	Zustand[3]
	E: status, state
	F: l'état
status nāscendī	Entstehungszustand, Augenblick des Entstehens
	E: vgl. nascent state
	F: vgl. l'état naissant
*ōscitāre	gähnen
(ōs)	E: vgl. oscitation
	F: vgl. l'oscitation
*sternūtāre	niesen
	E: vgl. sternutation
	F: vgl. la sternutation
neuralgia, ae f. (gr.)	Nervenschmerz
	E: neuralgia
	F: la névralgie
	R: невралгия

---

[3] Status praesens: gegenwärtiger Zustand einer Krankheit.

ophthalmicus, a, um (gr.)	zum Auge gehörend, Augen-
	E: ophtalmic
	F: ophtalmique
*perītus, a, um (Gen.)	erfahren (in etwas),
	kundig (einer Sache)
*sūmere (sūmptum)	nehmen
	E: vgl. to assume
*spēs, speī f.	Hoffnung
reconvalēscere	genesen[4]
	E: vgl. to convalesce
	F: vgl. convalescent, -e
	R: vgl. реконвалесцентный
excitāre	erregen, anregen
	E: to excite
	F: exciter
sāl, salis m. n.	Salz[5]
	E: salt
	F: le sel
	R: соль
rēicere (rēiectum)	zurück-, verweisen
	E: to reject
	F: rejeter
agitāre	in Bewegung setzen, antreiben,
	pharm. schütteln[6]
	E: to agitate
	F: vgl. agiter
	R: агитировать
dolēre	schmerzen
(dolor)	E: vgl. to condole
	F: vgl. la douleur
extrahere (extractum)	herausziehen, extrahieren[7]
	E: to extract
	F: extraire
	R: vgl. экстракт

Gerundium
52. ars secandi — die Kunst des Zerschneidens
53. in statu nascendi — (im Zustand des Entstehens) im Entstehungszustand, bei der Geburt

---

[4] rekonvaleszent: genesend, subst. Genesender. [5] salinisch: salzartig, -haltig.
[6] Paralysis agitans: Schüttellähmung. [7] Extraktion: Herausziehen (z. B. eines Zahnes).

Dritter Teil: Wörterverzeichnis zu den Lektionen

54. curandi peritus (des Behandelns kundig) in der Behandlung erfahren
55. auscultando durch das Abhorchen
56. in mandendo beim Kauen
57. in secando se exercere sich im Zerschneiden üben

Gerundivum
58. remedium sumendum (attr.) (ein zu nehmendes Heilmittel), ein Heilmittel, das **genommen werden muß**
59. mixtura agitanda est (präd.) die Mischung (ist eine zu schüttelnde) **muß geschüttelt werden**
60. famulo mixtura agitanda est (dem Gehilfen ist die Mischung eine zu schüttelnde), **der** Gehilfe **muß** die Mischung **schütteln**

VIERTER TEIL:

Formenlehre

Vorbemerkungen

1. Die lateinische Schrift

In der republikanischen Zeit umfaßte das lateinische Alphabet 21 Buchstaben:

A B C D E F G H I K L M N O P Q R S T V X

Zur Zeit des Augustus wurden noch Y und Z hinzugefügt, um die aus dem Griechischen stammenden Wörter wiedergeben zu können. Die Römer schrieben nur in Majuskeln[1], die Minuskeln[2] entwickelten sich erst später aus den Majuskeln. In der medizinischen Terminologie wird der Anfangsbuchstabe des Grundwortes groß geschrieben, alle anderen Wörter, auch Substantive, die im Terminus vom Grundwort abhängen, klein: Nervus ischiadicus, Musculus obliquus capitis inferior (der untere schräge Muskel des Kopfes).

2. Die Aussprache der Buchstaben

Im allgemeinen entspricht die Aussprache lateinischer Buchstaben der deutschen Aussprache.

Die Vokale

Die Vokale können kurz oder lang sein. Lange Vokale werden im Vokabel- und im Grammatikteil durch ein Längezeichen kenntlich gemacht: ā, ē, ī, ō, ū, ȳ.
i ist nicht nur Vokal, sondern wird zwischen Vokalen und im Anlaut vor einem Vokal als j gesprochen und in der Nomenklatur auch als j geschrieben: jējūnum, jūnctūra.
u wird in der Verbindung -ngu, -qu, -su wie w gesprochen: unguentum (ungwentum), aqua (akwa), suāvis (swavis).
y kommt nur in Wörtern griechischer Herkunft vor und wird wie ü gesprochen: pharynx, thymus.
Der Diphthong[3] au wird wie im Deutschen ausgesprochen: auris, trauma.

---

[1] Majuskeln: große Buchstaben. [2] Minuskeln: kleine Buchstaben. [3] Diphthong: vokalischer Doppellaut.

Vierter Teil: Formenlehre

ae als ä: aquaedúctus, taénia[4].
oe als ö: oesóphagus, oedēma[4].
eu wird in Wörtern griechischer Herkunft als Diphthong, in lateinischen Wörtern getrennt ausgesprochen: aponeurōsis, aneurysma – ole-um, cartilāgine-us (Kasusendung).
ei wird in griechischen Wörtern als Diphthong, in lateinischen getrennt ausgesprochen: cheilitis, cheiralgia – ole-ī, me-ī (Kasusendung).

Die Konsonanten

c wurde im klassischen Latein als k ausgesprochen. In der medizinischen Terminologie wird c als z ausgesprochen vor den hellen Vokalen e, i, y und den Diphthongen ae und oe: cérebrum, incīsūra, cystis, caécitās, coelénteron.
als **k** vor den dunklen Vokalen a, o, u und dem Diphthong au, vor einem Konsonant und am Wortausgang:
caput, corpus, sulcus, cauda, clavícula, lac.
k wird nur in griechischen Wörtern geschrieben: anakúsis, keratítis.
v wird als w ausgesprochen: vas, vermis, nervus.
Die in Wörtern griechischer Herkunft auftretenden Aspiraten[5] **ph** und **th** werden als f und t ausgesprochen: philtrum, oesóphagus, thálamus, thōrāx.
ch wird vor einem hellen Vokal wie ch in „ich" ausgesprochen: chíasma, chȳlus, wie ch in „ach" nach einem dunklen Vokal: trachēa, tróchlea, núcha, wie k vor einem Konsonanten und dunklem Vokal, doch hier ist die Aussprache nicht einheitlich:
chrōmosōma, chorda (k), chondrōsis (ch wie in „ich").

3. Die Betonung

Wie im klassischen Latein wird in der medizinischen Terminologie ein mehrsilbiges Wort nie auf der letzten Silbe betont. Die vorletzte Silbe wird betont, wenn diese lang ist. Eine Silbe ist lang, wenn sie einen langen Vokal oder einen Diphthong hat: medicīna, incīsūra, glutaeus;
wenn auf einen kurzen Vokal zwei oder mehr Konsonanten folgen; der Vokal selbst wird kurz gesprochen. Eine Ausnahme bilden die Konsonantenverbindungen ns und nf: colŭmna, tegmĕntum, aber: trānsvĕrsus, īnfāns (īnfăntis).
Die drittletzte Silbe wird betont, wenn die vorletzte kurz ist: médĭcus, múscŭlus, clāvícŭla.
Bei den Konsonantenverbindungen mūta cum liquidā[6] (b, p, g, c, d, t + l, r) ist die Silbe kurz, so daß die Betonung bei solchen Wörtern ebenfalls auf der drittletzten Silbe liegt: vértebra, cérebrum, pálpebra.
Über die drittletzte Silbe hinaus wird kein lateinisches Wort betont.

---

[4] In neuester Zeit werden in einigen Ländern die Diphthonge ae und oe als e wiedergegeben: aqueductus, esophagus. [5] Aspiraten: Hauchlaute. [6] mūta cum liquidā: Verschlußlaut in Verbindung mit einem Fließlaut.

Aus dem Griechischen ins Lateinische übernommene Wörter werden nach der lateinischen Betonungsregel betont: artĕria (ἀρτηρία), gáster (γαστήρ).

Besonderheit:
Vokal vor Vokal ist kurz[7]: fóvĕa, aúdĭō. Diese Regel trifft auch für latinisierte griechische Wörter zu: tróchlĕa, taénĭa. Wenn jedoch der Vokal aus einer griechischen Länge hervorgegangen ist, bleibt er auch im Lateinischen lang: trachéa (gr. τραχεῖα), periton(a)éum (gr. περιτόναιον).

4. Die Silbentrennung

Die Silbentrennung folgt im allgemeinen der Aussprache: me-di-cus, pli-ca, lā-mi-na. Folgen auf einen Vokal zwei oder mehr Konsonanten, wird der letzte Konsonant zur nächsten Silbe gezogen: ven-ter, pa-pil-la, sphinc-ter; qei der Verbindung mūta cum liquidā werden beide Konsonanten zur nächsten Silbe gezogen: mem-bra-na, sim-plex. Komposita werden nach ihren Bestandteilen getrennt: retrō-flexiō, com-mūnicāre.

5. Die Deklinationen

Die lateinische Sprache hat sechs Kasus. Zu den vier im Deutschen vorhandenen (Nominativ, Genitiv, Dativ, Akkusativ) kommen im lateinischen Deklinationssystem noch zwei weitere Kasus hinzu: der **Ablativ** und der **Vokativ**.

Der **Ablativ** wird im medizinischen Bereich vorwiegend verwendet:
als Instrumentalis (womit? wodurch?; vgl. den russischen Instrumentalis);
in Verbindung mit einer Präposition (vgl. den russischen Präpositiv);
bei Ortsangaben (wo?).

Der **Vokativ**, der Kasus der Anrede, wird in der medizinischen Terminologie nicht verwendet.

Nach dem Stammauslaut, der am reinsten im Gen. Plur. erscheint, unterscheidet man bei Substantiven fünf Deklinationen:

a-Deklination (1.)	costa	Gen. Plur.:	costā-rum
o-Deklination (2.)	mūsculus	Gen. Plur.:	mūsculō-rum
	ligāmentum	Gen. Plur.:	ligāmentō-rum
kons. Deklination (3.)	tumor	Gen. Plur.:	tumōr-um
	forāmen	Gen. Plur.:	forāmin-um
dazu i-Deklination	febris	Gen. Plur.:	febri-um
	rēte	Gen. Plur.:	rēti-um
gemischte Deklination (aus kons. und i-Deklination)	auris	Gen. Plur.:	auri-um
	pars	Gen. Plur.:	parti-um
u-Deklination (4.)	processus	Gen. Plur.:	processu-um
	cornu	Gen. Plur.:	cornu-um
e-Deklination (5.)	speciēs	Gen. Plur.:	speciē-rum

---

[7] vocalis ante vocalem brevis est.

Vierter Teil: Formenlehre

Bemerkungen:

1. Der Dativ und Ablativ sind im Plural bei den einzelnen Deklinationen stets formengleich.
2. Der Nominativ und Akkusativ eines Neutrums sind im Singular bzw. Plural jeweils gleich.
3. Im Lateinischen gibt es keinen Artikel: costa die Rippe, eine Rippe.

Bei den Adjektiven unterscheidet man drei bzw. vier Deklinationen:
a- und o-Deklination: dūrus, dūra, dūrum
i-Deklination: ācer, ācris, ācre
konsonantische Deklination, der nur wenige
Adjektive angehören: dīves, dīvitis.

6. Die Konjugationen

Nach dem Stamm, der vor der Infinitivendung -re steht, unterscheidet man vier Konjugationen:
a) drei langvokalische Konjugationen:
a-Konjugation (1.):   sānāre   (Stamm: sānā-)
e-Konjugation (2.):   vidēre   (Stamm: vidē-)
i-Konjugation (4.):   audīre   (Stamm: audī-)
b) kons. Konjugation (3.):   dūcere   (Stamm: dūc-)
    bzw. kurzvokalische Konjugation: dīluere   (Stamm: dīlŭ-)
    dazu die gem. Konjugation
    (aus kons. und i-Konjugation):   percutere (Stamm: percut-
                                                                                                                                                                                             percutĭ-)

Die Personalendungen:

		Aktiv Präs./Imperf.	Passiv Präs./Imperf.
Sing.	1. Pers.	-ō/-m	-(o)r
	2. Pers.	-s	-ris
	3. Pers.	-t	-tur
Plur.	1. Pers.	-mus	-mur
	2. Pers.	-tis	-minī
	3. Pers.	-nt	-ntur

I

Substantive der a-Deklination

| costa, ae f. | die (eine) Rippe | (Stamm: costā-) | |
	Singular	Plural	
Nom.	cost-a	die Rippe	cost-ae	die Rippen
Gen.	cost-ae	der Rippe	cost-ārum	der Rippen
Dat.	cost-ae	der Rippe	cost-īs	den Rippen
Akk.	cost-am	die Rippe	cost-ās	die Rippen
Abl.	cost-ā	durch die Rippe, mit der Rippe	cost-īs	durch die Rippen, mit den Rippen

Bemerkungen:

1. Die Substantive der a-Deklination sind dem grammatischen Geschlecht nach Feminina.
Ausnahmen:
Dem natürlichen Geschlecht nach sind Maskulina:
antagonista, ae m.   der Gegenwirker, Antagonist
synergista, ae m.   der Zusammenwirker, Synergist
collēga, ae m.   der Amtsgenosse, Kollege.
2. Die Adjektive richten sich im Kasus, Numerus und Genus nach dem Substantiv: costa vēra, costae vērae ... die echte Rippe.

II

Griechische Substantive der a-Deklination

| raphē, ēs f. die Naht | | | ascītēs, ae m. die Bauchwassersucht |
	Singular	Plural	Singular
Nom.	raph-ē	raph-ae	ascīt-ēs
Gen.	raph-ēs	raph-ārum	ascīt-ae
Dat.	raph-ae	raph-īs	ascīt-ae
Akk.	raph-ēn	raph-ās	ascīt-ēn (od. -am)
Abl.	raph-ē	raph-īs	ascīt-ā

Bemerkungen:

1. Einige griechische Substantive auf -ē werden der lateinischen a-Deklination zugeordnet, wobei im Singular das griechische ē erhalten bleibt und

Vierter Teil: Formenlehre

nur der Dativ die lateinische Endung aufweist, im Plural werden die lateinischen Endungen verwendet. Die Substantive auf -ē, -ēs sind Feminina.
Wie raphē sind u. a. zu deklinieren:

diastolę, ēs f.	Diastole (rhythmische Erweiterung des Herzens)
systolē, ēs f.	Systole (Zusammenziehung des Herzmuskels)
diploē, ēs f.	Diploe (spongiöse Substanz des Schädeldaches)
dyspnoē, ēs f.	Dyspnoe (Kurzatmigkeit)
peronē, ēs f.	Wadenbein
aloē, ēs f.	Aloepflanze
benzoē, ēs f.	Benzoe.

2. Einige griechische Substantive auf -ēs haben im Singular den Genitiv, Dativ und Ablativ nach der lateinischen Deklination, den Akkusativ nach der griechischen oder der lateinischen Deklination (-ēn oder -am), im Plural werden die lateinischen Endungen verwendet.
Die Substantive auf -ēs, ae sind Maskulina.

Wie ascītēs wird u. a. dekliniert:
diabētēs, ae m. die Harnruhr.

Ind. Präs. Akt. aller Konjugationen

a-Konjug.	e-Konjug.	kons. Konjug.	gem. Konjug.	i-Konjug.
Infinitive:				
sānāre	vidēre	dūcere	percutere	audīre
Stämme:				
sānā-	vidē-	dūc-	percut(i)-	audī-
(ich heile)	(ich sehe)	(ich führe)	(ich perkutiere)	(ich höre)
sān-ō	vídĕ-ō	dūc-ō	percútĭ-ō	aúdĭ-ō
sānā-s	vidē-s	dūc-i-s	pércut-i-s	audī-s
sāna-t	vidĕ-t	dūc-i-t	pércut-i-t	aúdĭ-t
sānā-mus	vidē-mus	dūc-i-mus	percút-i-mus	audī-mus
sānā-tis	vidē-tis	dūc-i-tis	percút-i-tis	audī-tis
sāna-nt	víde-nt	dūc-u-nt	percúti-u-nt	aúdĭ-u-nt

Bemerkungen:

1. Die langen Stammvokale ā, ē, ī werden gekürzt:
vor einem anderen, nicht gleichartigen Vokal (vgl. S. 145): vídeo, aúdĭo;
in der Schlußsilbe vor allen Konsonanten außer s: sānăt, aber sānās.
2. Eine kurze Stammsilbe haben einige Verben auf -iō, die zum Teil zur i-Konjugation, zum Teil zur konsonantischen gerechnet werden.

III

Substantive der o-Deklination

| mūsculus, ī m. der Muskel | (Stamm: mūsculo-) |
Singular	Plural
Nom. mūscul-us	mūscul-ī
Gen. mūscul-ī	mūscul-ōrum
Dat. mūscul-ō	mūscul-īs
Akk. mūscul-um	mūscul-ōs
Abl. mūscul-ō	mūscul-īs

Bemerkungen:

1. Die Substantive der o- Deklination auf -us sind dem grammatischen Geschlecht nach Maskulina.
Feminina sind:
alvus, ī   Bauch, Unterleib   alvus solūta   der offene Leib
alle Bäume:
pōpulus, ī   Pappel   pōpulus alba   die Silberpappel
fāgus, ī   Buche   fāgus alta   die hohe Buche
ein Neutrum ist:
vīrus, ī   Gift, das Virus   vīrus malum   das böse Gift

2. Einige Substantive der o-Deklination haben den Nominativausgang auf -er. Bei diesen Substantiven gehört e zum Wortstock und bleibt in allen Kasus, oder es ist nur im Nom. Sing. vorhanden:
puer, puerī, puerō ..., paediāter, paediātrī, paediātrō ...
Diese Substantive sind Maskulina.
Femininum ist:
diameter, trī   der Durchmesser   diameter   der quere
                                                      trānsversa   Durchmesser

Das Demonstrativpronomen hic, haec, hoc dieser, diese, dieses

| | Singular | | | Plural | | |
	m.	f.	n.	m.	f.	n.
Nom.	hic	haec	hoc	hī	hae	haec
Gen.		huius		hōrum	hārum	hōrum
Dat.		huic			hīs	
Akk.	hunc	hanc	hoc	hōs	hās	haec
Abl.	hōc	hāc	hōc		hīs	

Vierter Teil: Formenlehre 150

Das Relativpronomen quī, quae, quod der, die das; welcher, welche, welches

	m.	f.	n.	m.	f.	n.
Nom.	quī	quae	quod	quī	quae	quae
Gen.		cuius		quōrum	quārum	quōrum
Dat.		cui			quibus	
Akk.	quem	quam	quod	quōs	quās	quae
Abl.	quō	quā	quō		quibus	

Ind. Imperf. Akt. aller Konjugationen

a-Konjug.	e-Konjug.	kons. Konjug.	gem. Konjug.	i-Konjug.
(ich heilte)	(ich sah)	(ich führte)	(ich perkutierte)	(ich hörte)
sānā-ba-m	vidē-ba-m	dūc-ē-ba-m	percuti-ē-ba-m	audi-ē-ba-m
sānā-bā-s	vidē-bā-s	dūc-ē-bā-s	percuti-ē-bā-s	audi-ē-bā-s
usw.	usw.	usw.	usw.	usw.

Das Tempuszeichen des Imperfekts ist -ba- außer bei esse und den Komposita von esse (eram, erās)

IV

Substantive der o-Deklination

1. Substantive auf -um

ligāmentum, ī n. das Band (Stamm: ligāmento-)

	Singular	Plural
Nom.	ligāment-um	ligāment-a
Gen.	ligāment-ī	ligāment-ōrum
Dat.	ligāment-ō	ligāment-īs
Akk.	ligāment-um	ligāment-a
Abl.	ligāment-ō	ligāment-īs

Bemerkungen:

1. Die Substantive der o-Deklination auf -um sind Neutra.
2. Der Akkusativ ist dem entsprechenden Nominativ gleich.

3. Der Nominativ und Akkusativ enden im Plural bei Neutra stets auf -a (vgl. Russisch).
4. Wie ligāmentum werden auch einige aus dem Griechischen stammende Neutra dekliniert:
organum, ī n.   das Organ   sternum, ī n.   das Brustbein
gr.: organ**on**   gr.: stern**on**

2. Substantive auf -on

ganglion, ī n. der Nervenknoten

	Singular	Plural
Nom.	gangli-on	gangli-a
Gen.	gangli-ī	gangli-ōrum
Dat.	gangli-ō	gangli-īs
Akk.	gangli-on	gangli-a
Abl.	gangli-ō	gangli-īs

Bemerkungen:
1. Einige aus dem Griechischen stammende Neutra der o-Deklination behalten im Singular im Nominativ und Akkusativ die griechische Endung -on bei, in den übrigen Kasus werden sie wie die lateinischen Neutra dekliniert.
2. Wie ganglion werden u. a. dekliniert:
encephalon, ī n.   das Großhirn   acrōmion, ī n.   die Schulterhöhe
cōlon, ī n.   der Dickdarm   ōlecrānon, ī n. der Ellenbogenhöcker

3. Adjektive der o- und a-Deklination

dūrus, dūra, dūrum hart (Stämme: dūro-, dūrā-)

	Singular			Plural		
Nom.	dūrus	dūra	dūrum	dūrī	dūrae	dūra
Gen.	dūrī	dūrae	dūrī	dūrōrum	dūrārum	dūrōrum
Dat.	dūrō	dūrae	dūrō		dūrīs	
Akk.	dūrum	dūram	dūrum	dūrōs	dūrās	dūra
Abl.	dūrō	dūrā	dūrō		dūrīs	

Bemerkungen:
1. Wie dūrus, a, um werden alle Adjektive der o-Deklination und alle passiven Perfektpartizipien (vgl. S. 157) dekliniert.

Vierter Teil: Formenlehre

2. Einige aus dem Griechischen stammende Adjektive behalten die griechische Nominativendung für das Maskulinum und Femininum im Singular auf -os bei:
dartos (eigtl.) gehäutet, āzygos unpaarig, hēmiāzygos halbunpaarig.

3. Einige Adjektive der o-Deklination haben wie die Substantive im Nom. Sing. m. den Nominativausgang auf -er.

a) Das zum Stamm gehörende e bleibt in allen Kasus und Genera erhalten bei:
liber, libera, liberum frei
asper, aspera, asperum rauh
ferner bei mit -fer, -fera, -ferum und -ger, -gera, -gerum zusammengesetzten Adjektiven:

bīlifer, bīlifera, bīliferum   die Galle leitend
ōviger, ōvigera, ōvigerum   eitragend u. a.

b) das e erscheint nur im Nom. Sing. m. und wird dann ausgestoßen:
niger, nigra, nigrum   schwarz
ruber, rubra, rubrum   rot
dexter, dextra, dextrum   rechts
sinister, sinistra, sinistrum   links.

V

Ind. Präs. Pass. aller Konjugationen

	a-Konjug.	e-Konjug.	kons. Konjug.	gem. Konjug.	i-Konjug.
Sing.	sān-o-r	vide-o-r	dūc-o-r	percúti-o-r	audī-or
	sānā-ris	vidē-ris	dūc-ĕ-ris	percút-ĕ-ris	audī-ris
	sānā-tur	vidē-tur	dūc-i-tur	percut-i-tur	audī-tur
Plur.	sānā-mur	vidē-mur	dūc-i-mur	percut-i-mur	audī-mur
	sānā-minī	vidē-minī	dūc-i-minī	percut-i-minī	audī-minī
	sāna-ntur	vide-ntur	dūc-u-ntur	percuti-u-ntur	audi-u-ntur

Ind. Imperf. Pass. aller Konjugationen

sānā-ba-r	vidē-ba-r	dūc-ē-ba-r	percuti-ē-ba-r	audi-ē-ba-r
sānā-bā-ris	vidē-bā-ris	dūc-ē-bā-ris	percuti-ē-bā-ris	audi-ē-bā-ris
usw.	usw.	usw.	usw.	usw.

VI

Lateinische Substantive der i-Deklination

tussis, is f. der Husten   pulvīnar, āris n. das Polster

	Singular	Plural	Singular	Plural
Nom.	tuss-is	tuss-ēs	pulvīnar	pulvīnār-ia
Gen.	tuss-is	tuss-ium	pulvīnār-is	pulvīnār-ium
Dat.	tuss-ī	tuss-ibus	pulvīnār-ī	pulvīnār-ibus
Akk.	tuss-im	tuss-ēs	pulvīnar	pulvīnār-ia
Abl.	tuss-ī	tuss-ibus	pulvīnār-ī	pulvīnār-ibus

Die lateinischen Substantive der i-Deklination haben im

Akk. Sing. f. (m.)	Abl. Sing.	Nom., Akk. Plur. n.	Gen. Plur.
-im	-ī	-ia	-ium

Bemerkungen:

1. Der Wortbestand der lateinischen Substantive der i-Deklination ist im Gegensatz zu dem der griechischen Substantive gering.

2. Feminina sind die gleichsilbigen Substantive auf -is, is:

febris, is f.	das Fieber	febris tropica	Tropenfieber
tussis, is f.	der Husten	tussis nervōsa	nervöser Husten
pertussis, is f.	der Keuchhusten	pertussis mala	schlimmer Keuch-husten
vīs, - f.	die Kraft	vīs māgna	große Kraft

vīs begegnet im Sing. nur noch im Akk. und Abl.: vīs--vim, vī
    Plur.: vīrēs, vīrium, vīribus, vīrēs, viribus,
ferner:
pēlvis, is f.   das Becken   pēlvis angusta   verengtes Becken
pēlvis und febris bilden den Akk. Sing. auf -im nach der i-Deklination oder auf -em nach der konsonantischen Deklination (vgl. S. 161), ebenso den Abl. Sing. auf -ī oder auf -e.

3. Neutra sind die Substantive auf -ar, -e, -al:

pulvīnar, āris	das Polster	pulvīnar māgnum	das große Polster
rēte, is	das Netz	rēte vēnōsum	das Venennetz
animal, ālis	das Lebewesen	animal parvum	das kleine Lebe-wesen.

rēte hat im Abl. Sing. -e, seltener -ī.

Vierter Teil: Formenlehre

Griechische Substantive der i-Deklination

basis, is f. die Basis   epiphysis, is f. die Epiphyse

	Singular	Plural	Singular	Plural
Nom.	basis	basēs	epiphysis	epiphysēs
Gen.	basis (eōs)	basium	epiphysis (eōs)	epiphysium
Dat.	basī	basibus	epiphysī	epiphysibus
Akk.	basim (in)	basēs	epiphysim (in)	epiphysēs
Abl.	basī	basibus	epiphysī	epiphysibus

Bemerkungen:

1. Die griechischen Substantive auf -sis, sis sind Feminina
2. Der Wortbestand dieser Substantive, die dem medizinischen Bereich angehören, ist groß. Wie basis und epiphysis werden u. a. folgende Substantive dekliniert:

anamnēsis, is f.	Anamnese	anastomōsis, is f.	Einmündung
aponeurōsis, is f.	Sehnenplatte	arthrōsis, is f.	Arthrose
gomphōsis, is f.	Einzapfung	neurōsis, is f.	Neurose
sclērōsis, is f.	Sklerose	phthisis, is f.	Schwindsucht
diaphysis, is f.	Diaphyse	hypophysis, is f.	Hypophyse

3. Neben der lateinischen Endung des Gen. Sing. auf -is findet sich auch die griechische auf -eōs, neben dem lateinischen Akk. Sing. auf -im auch der griechische auf -in, im Plural werden diese griechischen Substantive nach der lateinischen Deklination dekliniert.

VII

Adjektive der i-Deklination

Die Adjektive der i-Deklination sind:
dreiendig wie ācer, ācris, ācre   scharf
zweiendig wie gracilis, gracile   schlank
einendig   wie simplex   einfach.

 ācer, ācris, ācre   gracilis, gracile   simplex
  (Stamm: ācri-)   (Stamm: gracili-)   (Stamm: simplici-)

	Singular						
	m.	f.	n.	m./f.	n.	m./f.	n.
Nom.	ācer	ācris	ācre	gracilis	gracile	simplex	
Gen.		ācris		gracilis		simplicis	
Dat.		ācrī		gracilī		simplicī	
Akk.	ācrem	ācrem	ācre	gracilem	gracile	simplicem	simplex
Abl.		ācrī		gracilī		simplicī	

	Plural						
	m.	f.	n.	m./f.	n.	m./f.	n.
Nom.	ācrēs	ācrēs	ācria	gracilēs	gracilia	simplicēs	simplicia
Gen.		ācrium		gracilium		simplicium	
Dat.		ācribus		gracilibus		simplicibus	
Akk.	ācrēs	ācrēs	ācria	gracilēs	gracilia	simplicēs	simplicia
Abl.		ācribus		gracilibus		simplicibus	

Die Adjektive der i-Deklination haben im
Akk. Sing. m./f.   Abl. Sing. m./f./n.   Nom./Akk. Plur. n.   Gen./Plur. m./f./n.
-em   -ī   -ia   -ium

Bemerkungen:

1. Dreiendig wie ācer, ācris, ācre sind u. a. salūber, salūbris, salūbre heilsam, gesund; palūster, palūstris, palūstre sumpfig; celer, celeris, celere schnell.

Bei celer bleibt e in allen Kasus, bei salūber und palūster erscheint es nur im Nom. Sing. m. (vgl. līber, niger S. 152). Bei celer lautet der Gen. Plur. -um, nicht -ium.

2. Zweiendig wie gracilis ist die weitaus größte Zahl der Adjektive der i-Deklination, wie z. B. brevis, breve; commūnis, commūne; mollis, molle, ferner die Adjektive mit den Suffixen -ālis, -āris, -bilis, -ēnsis, -fōrmis u. a.

| mūsculus gracilis | fascia gracilis | ligāmentum gracile |
| schlanker Muskel | schlanke Faszie | schlankes Band. |

3. Einendig sind die Adjektive auf -x und -ns: duplex, multiplex, simplex, sapiēns, cōnstāns, ferner das Part. Präs. Akt. in adjektivischer Verwendung.

| sirupus simplex | dosis simplex | remedium simplex |
| einfacher Sirup | einfache Dosis | einfaches Heilmittel. |

Vierter Teil: Formenlehre

Partizipium Präsens Aktiv
(Part. Präs. Akt.)

prōminēns vorspringend   (Stamm: prōminenti-)

	Singular m./f.	n.	Plural m./f.	n.
Nom.	prōminēns	prōminēns	prōminentēs	prōminentia
Gen.	prōminentis		prōminentium	
Dat.	prōminentī		prōminentibus	
Akk.	prōminentem	prōminēns	prōminentēs	prōminentia
Abl.	prōminentī		prōminentibus	

Die Part. Präs. Akt. haben im
Akk. Sing. m./f. Abl. Sing. m./f./n. Nom. Akk. Plur. n. Gen. Plur. m./f./n.
-em   -ī   -ia   -ium

Bemerkungen:

1. Das Part. Präs. Akt. wird mit dem Suffix -nt gebildet, das bei Verben der a- und e-Konjugation unmittelbar an den Präsensstamm angehängt wird; bei den anderen Konjugationen wird zwischen Stamm und Suffix der Bindevokal e eingefügt:

flūctuā-ns, flūctuantis   ascend-ē-ns, ascendentis
prōminē-ns, prōminentis   recipi-ē-ns, recipientis
                                audi-ē-ns, audientis

2. Das Part. Präs. Akt. wird in der medizinischen Terminologie vorwiegend adjektivisch verwendet und wie das einendige Adjektiv der i-Deklination dekliniert.

rāmus ascendēns   aorta ascendēns   cōlon ascendēns
aufsteigender Ast   aufsteigender Teil   aufsteigender Teil
                        der Aorta   des Grimmdarms

3. Bei Verwendung des Part. Präs. Akt. als Verbform (in der Partizipialkonstruktion) hat es wie die konsonantische Deklination (vgl. S. 161) den Abl. Sing. auf -e.

VIII

Partizipium Perfekt Passiv
(Part. Perf. Pass.)

Das Part. Perf. Pass. wird mit dem Suffix -tus, -ta, -tum gebildet, das an den Verbalstamm angehängt wird. Es wird wie ein Adjektiv der o- und a-Deklination dekliniert.

sānā-re	sānā-tus, a, um	geheilt
replē-re	replē-tus, a, um	angefüllt
nūtrī-re	nūtrī-tus, a, um	ernährt
dūc-ere	dŭc-tus, a, um	geführt
dīlu-ere	dīlū-tus, a, um	gelöst
recip-ere	recep-tus, a, um	aufgenommen.

Bemerkungen:

1. Wie sānāre bilden die meisten Verben der a-Konjugation das Part. Perf. Pass.: auscultātus, palpātus, wie nūtrīre u. a. audīre: audī-tus.

2. Bei der Bildung des Part. Perf. Pass. sind bisweilen bestimmte Lautgesetze zu beachten:

der Stammvokal wird geschwächt:
habē-re – habitus   monē-re – monitus

Synkope[1] tritt ein:
docēre – doctus

eine Media[2] wird vor einer Tenuis[3] zur Tenuis:
scrībere – scrīptus   tegere – tēctus

bei Dentalstämmen werden -dtus bzw. -ttus zu -sus bzw. -ssus (-xus):
vidēre – vīsus   claudere – clausus   mittere – missus
(vidtus)   (claudtus)   (mittus)

Das Suffix -sus ging von Dentalstämmen auch auf andere Verben über (Analogiebildung):
affīgere – affīxus.

---

[1] Synkope: (das Zusammenschlagen) Herausnahme eines Buchstabens. [2] Media: stimmhafter Laut (b, d, g). [3] Tenuis: stimmloser Laut (p, t, c).

Vierter Teil: Formenlehre

Alphabetische Übersicht über die Part. Perf. Pass. der in den Lektionen 1-7 gelernten Verben mit Ausnahme der Verben der a-Konjugation[4]:

e-Konjugation:
habēre – habitum miscēre – mixtum
movēre – mōtum vidēre – vīsum

i-Konjugation:
audīre – audītum nūtrīre – nūtrītum
venīre – ventum

konsonantische Konjugation:
cōgnōscere – cōgnitum dīcere – dictum
compōnere – compositum dīluere – dīlūtum
coniungere – coniūnctum dēscrībere – dēscrīptum
distinguere – distīnctum dīvidere – dīvīsum
dūcere – ductum gīgnere – genitum
inclūdere – inclūsum pōnere – positum
tegere – tēctum

gemischte Konjugation:
facere – factum īnspicere – īnspectum
percutere – percussum praecipere – praeceptum
recipere – receptum.

Mit Hilfe des Part. Perf. Pass. und der Formen des Hilfsverbs esse werden Perfekt und Plusquamperfekt des Passivs gebildet.

Perfekt

sānātus (a, um)	sum	ich bin geheilt worden,	wurde geheilt
sānātus (a, um)	es	du bist geheilt worden,	wurdest geheilt
sānātus (a, um)	est	er (sie, es) ist geheilt worden,	wurde geheilt
sānātī (ae, a)	sumus	wir sind geheilt worden,	wurden geheilt
sānātī (ae, a)	estis	ihr seid geheilt worden,	wurdet geheilt
sānātī (ae, a)	sunt	sie sind geheilt worden,	wurden geheilt

---

[4] Aus methodischen Gründen wird das Partizip nur in der Form des Neutrums geboten. Ab Lektion VIII wird bei neuen Verben außer denen der a-Konjugation das Part. Perf. Pass. in Klammern hinzugefügt.

Plusquamperfekt

sānātus (a, um)	eram	ich war geheilt worden
sānātus (a, um)	erās	du warst geheilt worden
sānātus (a, um)	erat	er (sie, es) war geheilt worden
sānātī (ae, a)	erāmus	wir waren geheilt worden
sānātī (ae, a)	erātis	ihr wart geheilt worden
sānātī (ae, a)	erant	sie waren geheilt worden

Ebenso werden die passiven Formen des Perfektstammes der anderen Konjugationen gebildet:

vīsus sum, vīsus es
audītus sum, audītus es
ductus sum, ductus es
percussus sum, percussus es

vīsus eram, vīsus erās
audītus eram, audītus erās
ductus eram, ductus erās
percussus eram, percussus erās.

IX

u-Deklination

vom Part. Perf. Pass. abgeleitete Substantive: prōcēdere – prōcessum; prōcessus, ūs

	Singular	Plural
Nom.	prōcess-us	prōcess-ūs
Gen.	prōcess-ūs	prōcess-uum
Dat.	prōcess-uī	prōcess-ibus
Akk.	prōcess-um	prōcess-ūs
Abl.	prōcess-ū	prōcess-ibus

Bemerkungen:

1. In der medizinischen Terminologie werden zahlreiche Substantive der u-Deklination vom Part. Perf. Pass. abgeleitet:

meāre	– meātum :	meātus, ūs	meātus acūsticus	Gehörgang
dūcere	– ductum :	ductus, ūs	ductus bīlifer	Gallengang
ridēre	– rīsum :	rīsus, ūs	rīsus sardonicus	sardonisches Lächeln
sentīre	– sēnsum :	sēnsus, ūs	sēnsus laesus	verletztes Empfindungsvermögen
plectere	– plexum :	plexus, ūs	plexus cardiacus	Herzgeflecht

2. Die vom Part. Perf. Pass. abgeleiteten Substantive sind Maskulina.

X

u- Deklination

nicht vom Part. Perf. Pass. abgeleitete Substantive

Wie die vom Part. Perf. Pass. abgeleiteten Substantive werden auch alle anderen Substantive auf -us, ūs dekliniert:
arcus, arcūs, arcuī, arcum, arcū; arcūs, arcuum, arcibus, arcūs, arcibus.
Die Zahl dieser Substantive ist in der medizinischen Terminologie gering.
Diese Substantive sind gewöhnlich Maskulina:

| arcus tendineus | der Sehnenbogen | lacus lacrimālis | der Tränensee |
| sinus rēctus | der gerade verlaufende Blutleiter | sexus infirmus | das schwache Geschlecht |

Feminina sind u. a.:

| manus, ūs | die Hand | manus dextra | die rechte Hand |
| quercus, ūs | die Eiche | quercus alta | die hohe Eiche. |

Substantive auf -u

cornū, ūs n. das Horn (Stamm: cornū-)

	Singular	Plural
Nom.	corn-ū	corn-ua
Gen.	corn-ū(s)	corn-uum
Dat.	corn-u(ī)	corn-ibus
Akk.	corn-ū	corn-ua
Abl.	corn-ū	corn-ibus

Bemerkungen:

1. Die Substantive der u-Deklination auf -u sind Neutra.
2. Der Akkusativ stimmt wie bei den Neutra der o-Deklination jeweils mit dem Nominativ überein.
3. Außer cornū ist in der medizinischen Terminologie wichtig:

| genū, genū(s) | das Knie | genū vārum | O-Bein, Säbelbein. |

e-Deklination

faciēs, eī f. die Fläche, das Gesicht (Stamm: faciē-)

	Singular	Plural
Nom.	faci-ēs	faci-ēs
Gen.	faci-ēī	faci-ērum
Dat.	faci-ēī	faci-ēbus
Akk.	faci-em	faci-ēs
Abl.	faci-ē	faci-ēbus

1. Der e-Deklination gehören nur wenige Substantive an.
2. Die Substantive der e-Deklination sind Feminina:

faciēs lūnāta	mondförmige Fläche
cariēs sicca	trockene Fäule
scabiēs Norvēgica	norwegische Krätze, Räude
speciēs nervīnae (Plur.) u. a.	Nerventee

3. Maskulina sind:

meridiēs, ēī	der Mittag, Süden
diēs, ēi	der Tag
diēs criticus	der kritische Tag.

XI

Konsonantische Deklination

1. Dieser Deklination gehören zahlreiche Substantive, einige Adjektive und die Komparative an. Die Substantive sind Maskulina (vgl. L. XI), Feminina (vgl. L. XII), Neutra (vgl. L. XIII). Zahlreiche Substantive weichen vor allem in der medizinischen Terminologie im Genus von den Hauptregeln ab (vgl. L. XIV).
2. Der Nom. Sing. hat unterschiedliche Endungen. Am Gen. Sing. ist nach Abstreichen der Genitivendung -is der Stamm zu erkennen.

Konsonantische Deklination: Maskulina

tumor, ōris m. die Geschwulst (Stamm: tumor-)

	Singular	Plural
Nom.	tumor	tumōr-ēs
Gen.	tumōr-is	tumōr-um
Dat.	tumōr-ī	tumōr-ibus
Akk.	tumōr-em	tumōr-ēs
Abl.	tumōr-e	tumōr-ibus

Vierter Teil: Formenlehre 162

Maskulina sind die Substantive auf: -or, -ōs, -ĕr, -ēs (mit ungleicher Silbenzahl im Nom. und Gen. Sing.), -ēn:

tumor, ōris m.	tumor albus	weiße (blasse) Geschwulst
humor, ōris m.	humor aquōsus	Kammerwasser
liquor, ōris m.	liquor cerebrospīnālis	Flüssigkeit in den Hirnventrikeln
tremor, ōris m.	tremor senīlis	Greisenzittern

außerdem:

calor, ōris m.	die Hitze		dolor, ōris m.	der Schmerz
color, ōris m.	die Farbe		rubor, ōris m.	die Röte

ferner mit Hilfe des Part. Perf. Pass. gebildete Substantive auf -tor (-sor, -xor):

adductor, ōris m.	adductor māgnus	der große Schenkelanzieher
extēnsor, ōris m.	extēnsor digitōrum longus	der lange Zehenstrecker
flexor, ōris, m.	flexor digitōrum profundus	der tiefe Fingerbeuger
flōs, flōris m.	flos pulcher	die schöne Blüte
vōmer, eris m.	vōmer lātus	das breite Pflugscharbein
agger, eris m.	agger plānus nāsī	der flache Schleimhautwulst der Nase
sphinctēr, ēris m.	sphinctēr ānī externus	der äußere Schließmuskel des Afters
trochantēr, ēris m.	trochantēr tertius	der dritte Rollhügel
ūrētēr, ēris m.	ūrētēr fissus	der gespaltene Harnleiter
pariēs, etis m.	pariēs mastoīdeus	die an den Warzenfortsatz grenzende Wand
pēs, pĕdis m.	pēs plānus	der Plattfuß

ferner:

poplēs, itis m.		die Kniekehle
stapēs, edis m.		der Steigbügel
lichēn, ēnis m.	līchēn nitidus	die glänzende Flechte
liēn, liēnis m.	liēn accessōrius	die Nebenmilz (dazukommende Milz)
rēn, rēnis m.	rēn ēlongātus	die Langniere (verlängerte Niere)

ferner:

pecten, inis m.	pecten ossis pūbis	der Schambeinkamm

Zu den Ausnahmen vgl. L. XIV.

XII

Konsonantische Deklination: Feminina

articulātiō, ōnis f. das Gelenk (Stamm: articulātiōn-)

	Singular	Plural
Nom.	articulātiō	articulātiōn-ēs
Gen.	articulātiōn-is	articulātiōn-um
Dat.	articulātiōn-ī	articulātiōn-ibus
Akk.	articulātiōn-em	articulātiōn-ēs
Abl.	articulātiōn-e	articulātiōn-ibus

Bemerkung:

Feminina sind die Substantive auf: -gō (inis), -iō (ōnis), -x, -ās (ātis), -ūs (ūdis, ūtis), -īs (idis), -ītis (ītidis)

cartilāgō, inis f.	cartilāgō cricoīdea	Ringknorpel
mūcilāgō, inis f.	mūcilāgō crassa	dicker Schleim
articulātiō, ōnis f.	articulātiō simplex	einfaches Gelenk
regiō, ōnis f.	regiō olfactōria	Nasenschleimhautgegend

ferner die mit Hilfe des Part. Perf. Pass. gebildeten Substantive auf -tiō (-siō, -xiō):

prōnātiō, ōnis	f.		Einwärtsdrehung (der Extremitäten)
extēnsiō, ōnis	f.		Streckung (eines gebrochenen Gliedes)
flexiō, ōnis	f.		Beugung, Abknickung
appendīx, īcis	f.	appendīx fibrōsa	bindegewebiger Anhang
rādīx, īcis	f.	rādīx sēnsōria	sensorischer Anteil (des 5. Hirnnervs)

ferner:

cervīx, īcis	f.		Hals, Nacken
helix, icis	f.		Ohrleiste
anthelix, icis	f.		Gegenwindung der Ohrmuschel
mēninx, ingis	f.	mēninx fibrōsa	die fasrige Hirnhaut
phalanx, angis	f.	phalanx media	das Mittelglied des Fingers
cavitās, ātis	f.	cavitās māgna	der große Hohlraum
extrēmitās, ātis	f.	extrēmitās uterīna	der der Gebärmutter zugekehrte untere Pol des Eierstockes
graviditās, ātis	f.	graviditās extrauterīna	Schwangerschaft außerhalb der Gebärmutter

Vierter Teil: Formenlehre

incūs, ūdis	f.	incūs parva	das kleine Gehörknöchelchen
salūs, ūtis	f.	salūs pūblica	das allgemeine Wohl

ferner:

carōtis, idis	f.		Kopfschlagader
glōttis, idis	f.		Stimmritze
epiglōttis, idis	f.		Kehldeckel
cuspis, idis	f.		Spitze
īris, idis	f.		Regenbogenhaut
pȳramis, idis	f.		Pyramide
nephrītis, ītidis	f.	nephrītis dolorōsa	schmerzhafte Nierenentzündung
hēpatītis, ītidis	f.	hēpatītis īnfectiōsa	infektiöse Leberentzündung

Zu den Ausnahmen vgl. L. XIV.

XIII

Konsonantische Deklination: Neutra

forāmen, inis n. das Loch, die Öffnung (Stamm: forāmin-)

	Singular	Plural
Nom.	forāmen	forāmin-a
Gen.	forāmin-is	forāmin-um
Dat.	forāmin-ī	forāmin-ibus
Akk.	forāmen	forāmin-a
Abl.	forāmin-e	forāmin-ibus

Bemerkungen:

1. Neutra sind die Substantive auf: -men, -us (-eris, -oris, -uris), -ur, -t, -ma (griechische Substantive)

badōmen, inis	n.	abdōmen acūtum	akuter Bauch
forāmen, inis	n.	forāmen rotundum	rundes Loch
glomus, eris	n.	glomus coccȳgēum	Knoten am Steißbein
ulcus, eris	n.	ulcus dūrum	hartes Geschwür
corpus, oris	n.	corpus lūteum	Gelbkörper
tempora, um	n.	tempora lāta	breite Schläfen
crūs, crūris	n.	crūs longum	langer Schenkel
pūs, pūris	n.	pūs bonum	guter Eiter
femur, oris	n.	femur longum	langes Oberschenkelbein
hēpar, atis	n.	hēpar adipōsum	Fettleber
caput, itis	n.	caput breve	kurzer (Muskel-) Kopf

ferner:

occiput, itis	n.		Hinterkopf
sinciput, itis	n.		Vorderkopf
chiasma, atis	n.	chiasma opticum	Sehnervenkreuzung
diaphragma, atis	n.	diaphragma ūrogenitāle	dreieckige Platte des Bekkenausganges
trauma, atis	n.	trauma māgnum	große Wunde

ferner:

derma, atis	n.		Haut
haema, atis	n.		Blut
sōma, atis	n.		Körper
sperma, atis	n.		Samen
stoma, atis	n.		Mund(öffnung)

2. Die griechischen Neutra auf -ma haben im Dat. und Abl. Plur. die Endung -īs, nicht -ibus.

XIV

Konsonantische Deklination: Abweichungen vom normalen Genus der Substantive

1. Abweichungen von den für das Maskulinum geltenden Regeln:

auf -or

Feminina:	uxor, ōris	uxor aegrōta	die kranke Gattin
	arbor, ŏris	arbor alta	der hohe Baum
Neutrum:	cor, cordis (vgl. L. XV)	cor nervōsum	das nervöse Herz

auf -ōs bzw. -ŏs

Neutra:	ōs, ōris	ōs parvum	der kleine Mund
	os, ossis (vgl. L. XV)	os sacrum	das Kreuzbein

auf -er

Neutra:	cadāver, eris	cadāver obductum	der geöffnete Leichnam
	tūber, eris	tūber frontāle	der Stirnhöcker

2. Abweichungen von den für das Femininum geltenden Regeln:

auf -ō (inis, ōnis)

Maskulina:	homō, inis	homō sānus	der gesunde Mensch
	margō, inis	margō līber	der freie (nicht befestigte) Rand
	tendō, inis	tendō calcāneus	die Sehne am Fersenbein
	carbō, ōnis	carbō medicinālis	medizinische Kohle

Vierter Teil: Formenlehre

		pulmō, ōnis	pulmō dexter	die rechte Lunge
		embryō, ōnis	embryō mortuus	der abgestorbene Embryo
auf -x Maskulina:	apex, icis	apex āversus	die abgebogene Spitze
	cortex, icis	cortex dūrus	die harte Rinde
	index, icis	index laesus	der verletzte Zeigefinger
	pollex, icis	pollex tumidus	der geschwollene Daumen
	calix, icis	calix rēnālis	der Nierenkelch
	thōrāx, ācis	thōrāx piriformis	der birnenförmige Thorax

ferner:
fornix, icis	Gewölbe, Wölbung	vortex, icis	Wirbel
		larynx, ngis	Kehlkopf
hallux, ucis	große Zehe	pharynx, ngis	Rachen
vertex, icis	Scheitel, Wirbel	coccyx, ȳgis	Steißbein

auf -as
Neutra: pāncreas, atis   pāncreas accessōrium   Nebenpankreas
          vās, vāsis   vās lymphaticum   Lymphgefäß
          (Plur. vāsa, vāsōrum)

XV

Gemischte Deklination

auris, is f. das Ohr   pars, partis f. der Teil   os, ossis n. der Knochen

(Stamm: aur(i)-)   (Stamm: part(i)-)   (Stamm: oss(i)-)

	Singular	Plural	Singular	Plural	Singular	Plural
Nom.	aur-is	aur-ēs	pars	part-ēs	os	oss-a
Gen.	aur-is	aur-ium	part-is	part-ium	oss-is	oss-ium
Dat.	aur-ī	aur-ibus	part-ī	part-ibus	oss-ī	oss-ibus
Akk.	aur-em	aur-ēs	part-em	part-ēs	os	oss-a
Abl.	aur-e	aur-ibus	part-e	part-ibus	oss-e	oss-ibus

Bemerkungen:

1. Gleichsilbige Substantive auf -is, is und auf -ēs, is und Substantive mit zwei oder mehr Konsonanten am Stammausgang haben die Kasusendungen

der konsonantischen Deklination, nur im Gen. Plur. haben sie die Endung der i-Deklination auf -ium.
Diese Deklination pflegt daher die gemischte Deklination genannt zu werden.

2. Die Substantive auf is, is sind Maskulina und Feminina, die auf -ēs, is nur Feminina.

Maskulina:
axis, axis	axis opticus		Sehachse
canālis, canālis	canālis adductōrius		Adduktorenkanal

ferner:
clūnēs, clūnium	das Gesäß	pēnis, pēnis	der Penis
testis, testis	der Hoden	vermis, vermis	der Wurm

Feminina:
auris, auris	auris externa		äußeres Ohr
cutis, cutis	cutis ānserīna		Gänsehaut
pēlvis, pēlvis	pēlvis angusta		verengtes Becken
tābēs, tābis	tābēs dorsālis		Rückenmarkschwindsucht

ferner:
bīlis, bīlis f.	die Galle	natis, is f.	die Gesäßbacke
pūbēs, pūbis f.	die Scham(gegend).		

3. Die Substantiva mit zwei oder mehr Konsonanten am Stammausgang sind Maskulina, Feminina oder Neutra.

Maskulina:
venter, ventris	venter plēnus		der volle Bauch
dēns, dentis	dēns incīsīvus		der Schneidezahn

ferner:
fōns, fontis m.	Quelle	mōns, montis m.	Berg
pōns, pontis m.	Brücke		

Feminina:
frōns, frontis	frōns quadrāta		die viereckige Stirn
mors, mortis	mors subitānea		der plötzliche Tod
pars, partis	pars pelvīna		der Beckenteil

ferner:
falx, falcis f.	Sichel	lēns, lentis f.	Linse
glāns, glandis f.	Eichel		

Neutra:
cor, cordis	cor nervōsum		das nervöse Herz
mel, mellis	mel dēpūrātum		der gereinigte Honig
os, ossis	os costāle		der Rippenknochen

ferner:
fel, fellis n.	Galle	lac, lactis n.	Milch

Vierter Teil: Formenlehre

Numeralia

Zahlzeichen		Cardinalia	Ordinalia
1	I	ūnus, a, um ein	prīmus, a, um der erste
2	II	duo, duae, duo	secundus, a, um
3	III	trēs, tria	tertius, a, um
4	IV	quattuor	quārtus, a, um
5	V	quīnque	quīntus, a, um
6	VI	sex	sextus, a, um
7	VII	septem	septimus, a, um
8	VIII	octō	octāvus, a, um
9	IX	novem	nōnus, a, um
10	X	decem	decimus
11	XI	ūndecim	ūndecimus, a, um
12	XII	duodecim	duodecimus, a, um
13	XIII	trēdecim	tertius decimus
14	XIV	quattuordęcim	quārtus decimus
15	XV	quīndecim	quīntus decimus
16	XVI	sēdecim	sextus decimus
17	XVII	septendecim	septimus decimus
18	XVIII	duodēvīgintī	duodēvīcēsimus
19	XIX	ūndēvīgintī	ūndēvīcēsimus
20	XX	vīgintī	vīcēsimus
21	XXI	vīgintī ūnus	vīcēsimus prīmus
		od. ūnus et vīgintī	
28	XXVIII	duodētrīgintā	duodētrīcēsimus
30	XXX	trīgintā	trīcēsimus
40	XL	quadrāgintā	quadrāgēsimus
50	L	quīnquāgintā	quīnquāgēsimus
60	LX	sexāgintā	sexāgēsimus
70	LXX	septuāgintā	septuāgēsimus
80	LXXX	octōgintā	octōgēsimus
90	XC	nōnāgintā	nōnāgēsimus
100	C	centum	centēsimus
101	CI	centum ūnus	centēsimus prīmus
200	CC	ducentī, ae, a	ducentēsimus
300	CCC	trecentī, ae, a	trecentēsimus
400	CCCC	quadringentī, ae, a	quadringentēsimus
500	D	quīngentī, ae, a	quīngentēsimus
600	DC	sescentī, ae, a	sescentēsimus
700	DCC	septingentī, ae, a	septingentēsimus
800	DCCC	octingentī, ae, a	octingentēsimus
900	DCCCC	nōngentī, ae, a	nōngentēsimus
1000	M	mīlle	mīllēsimus
2000	MM	duo mīlia	bis mīllēsimus

Multiplicativa:
semel einmal bis zweimal ter dreimal quater viermal

Bemerkungen:
Es werden dekliniert
1. die Cardinalia 1–3, die Hunderte ab ducentī, ae, a (nach der o- und a-Deklination), mīlia (nach der i-Deklination):

Deklination von ūnus, duo, trēs

	m.	f.	n.	m.	f.	n.	m./f.	n.
Nom.	ūnus	ūna	ūnum	duo	duae	duo	trēs	tria
Gen.		ūnīus		duōrum	duārum	duōrum	trium	
Dat.		ūnī		duōbus	duābus	duōbus	tribus	
Akk.	ūnum	ūnam	ūnum	duōs	duās	duo	trēs	tria
Abl.	ūnō	ūnā	ūnō	duōbus	duābus	duōbus	tribus	

Deklination von mīlia

mīlia mīlium mīlibus mīlia mīlibus

2. die Ordinalia nach der o- und a-Deklination.

XVI

Steigerung der Adjektive

1. Regelmäßige Steigerung der Adjektive

Positiv	Wortstock	Komparativ	Superlativ
longus, a, um	long-	longior, longius	longissimus, a, um
brevis, e	brev-	brevior, brevius	brevissimus, a, um
simplex	simplic-	simplicior, simplicius	simplicissimus, a, um
recēns	recent-	recentior, recentius	recentissimus, a, um

Bemerkungen:

1. Adjektive mit der Endung -er im Nom. Sing. m. bilden den Superlativ auf -rimus: asperrimus, nigerrimus, ācerrimus.
2. Einige Adjektive auf -lis im Nom. Sing. m./f. bilden den Superlativ auf -limus: simillimus, gracillimus u. a.

Vierter Teil: Formenlehre

2. Steigerung der Adjektive mit verschiedenen Stämmen

Positiv	Komparativ	Superlativ
bonus, a, um gut	melior, melius besser	optimus, a, um beste
malus, a, um	pēior, pēius	pessimus, a, um
māgnus, a, um	mājor, mājus	māximus, a, um
parvus, a, um	minor, minus	minimus, a, um
multī, ae, a	plūrēs, plūra	plūrimī, ae, a

3. Steigerung der Adjektive mit vokalisch auslautendem Wortstock

Positiv	Wortstock	Komparativ	Superlativ
griseus, a, um	grise-	magis griseus, a, um	māximē griseus, a, um
lūteus, a, um	lūte-	magis lūteus, a, um	māximē lūteus, a, um

Regelmäßig wird gesteigert:

tenuis, tenue	tenu-	tenuior, tenuius	tenuissimus, a, um

4. Unvollständige Steigerung

Präposition		Komparativ		Superlativ	
intrā	innerhalb	interior, ius	innere	intimus, a, um	innerste
extrā	außerhalb	exterior, ius	äußere	extrēmus, a, um	äußerste
īnfrā	unterhalb	īnferior, ius	untere	īnfimus, a, um	unterste
				īmus, a, um	unterste
suprā	oberhalb	superior, ius	obere	suprēmus, a, um	oberste
ante	vor	anterior, ius	vordere	–	
post	hinter	posterior, ius	hintere	postrēmus, a, um	hinterste, letzte
prae	vor	prior, prius	frühere	prīmus, a, um	erste
prope	nahe	propior, ius	nähere	proximus, a, um	nächste
ultrā	jenseits	ulterior, ius	jenseitige	ultimus, a, um	letzte, entfernteste

Die Deklination der Steigerungsformen

1. Die Deklination des Komparativs
longior, longius länger (Stamm: longiōr-)

	Singular m./f.	n.	Plural m./f.	n.
Nom.	longior	longius	longiōrēs	longiōra
Gen.	longiōris		longiōrum	
Dat.	longiōrī		longiōribus	
Akk.	longiōrem	longius	longiōrēs	longiōra
Abl.	longiōre		longiōribus	

Die Komparative haben im
Abl. Sing.	Nom./Akk. Plur. n.	Gen. Plur.
-e	-a	-um

2. Die Deklination des Superlativs

Die Superlative werden nach der o- und a-Deklination dekliniert.

Bemerkungen:

1. In der medizinischen Terminologie werden die Komparative als Positive wiedergegeben:
mūsculus pectorālis mājor — der große Brustmuskel
mūsculus pectorālis minor — der kleine Brustmuskel.

2. Der Superlativ kann im Deutschen auch als Elativ übersetzt werden:
longissimus der längste, sehr lang.
In der medizinischen Terminologie wird er gewöhnlich als Positiv wiedergegeben:
mūsculus lātissimus dorsī — breiter Rückenmuskel
mūsculus extēnsor digitī minimī — Strecker des kleinen Fingers.

3. Statt der Komparative interior und exterior werden in der medizinischen Terminologie gewöhnlich internus und externus verwendet:
artēria īliaca interna — innere Darmbeinschlagader
tunica externa vāsōrum — äußere Wand der Blutgefäße.

XXII

Adverb

	Positiv		Komparativ	Superlativ
Adj.	cautus, a, um	vorsichtig	cautior, ius	cautissimus, a, um
Adv.	caute	vorsichtig	cautius	cautissime
	frigide	kalt	frigidius	frigidissime
	recte	richtig	rectius	rectissime
Adj.	subtilis, e	fein	subtilior, ius	subtilissimus, a, um
Adv.	subtiliter	fein	subtilius	subtilissime
	recenter	frisch	recentius	recentissime

Bemerkungen:

1. Die Adjektive der o- und a-Deklination bilden das Adverb, indem an den Wortstock -ē angefügt wird: cautē.

Ausnahmen: benĕ gut   malĕ schlecht u. a.

2. Bei Adjektiven der i-Deklination wird an den Stammauslaut i- das Suffix -ter angehängt: subtiliter. Bei Adjektiven mit dem Stammausgang -nt- fällt der Stammauslaut i- weg: recenter.

3. Als Komparativ des Adverbs dient der Akk. Sing. n. des Adjektivs im Komparativ: cautius.

4. Der Superlativ des Adverbs wird bei allen Adjektiven gebildet, indem an den Wortstock des Adjektivs im Superlativ -ē angehängt wird: cautissimē.

5. Folgende Adverbien sind ferner für den pharmazeutischen Bereich wichtig:
chemicē auf chemischem Wege; technicē technisch; grossē grob; plānē vollständig; minūtim in kleinen Stücken; levissimē ganz leicht.

6. Einige Adverbien der Zeit, des Ortes und der Art und Weise sind erstarrte Kasus von Adjektiven und Substantiven:
satis genug; quantum wieviel; citŏ schnell; rārō selten; tūtō sicher; noctū nachts.

Imperative aller Konjugationen

a-Konjug.	e-Konjug.	kons. Konjug.	gem. Konjug.	i-Konjug.
sīgnā/	miscē/	dīvide/	recipe/	audī/
sīgnāte	miscēte	dīvidite	recipite	audīte
bezeichne/	mische/	teile/	nimm auf/	höre/
bezeichnet	mischt	teilt	nehmt auf	hört

Bemerkungen:
1. In den medizinisch-pharmazeutischen Vorschriften werden oft Imperative verwendet.
2. Wichtige Imperative sind:
colā/colāte seihe/seiht;
filtrā/filtrāte filtere/filtert;
mācerā/mācerāte mazeriere/mazeriert;
dā/date gib/gebt;
sterilisā/sterilisāte sterilisiere/sterilisiert;
siccā/siccāte trockne/trocknet;
cavē/cavēte sei vorsichtig/seid vorsichtig;
adde/addite füge hinzu/fügt hinzu;
coque/coquite koche/kocht;
solve/solvite löse auf/löst auf;
exprime/exprimite presse aus/preßt aus u. a.

Konjunktiv Präsens aller Konjugationen

a-Konjugation
| sīgnet | er soll bezeichnen | sīgnētur | es soll bezeichnet werden |
| sīgnent | sie sollen bezeichnen | sīgnentur | sie sollen bezeichnet werden |

e-Konjugation		kons. Konjugation	
misceat	misceātur	dīvidat	dīvidātur
misceant	misceantur	dīvidant	dīvidantur

gem. Konjugation		i-Konjugation	
recipiat	recipiātur	audiat	audiātur
recipiant	recipiantur	audiant	audiantur

Bemerkungen:
1. Im medizinisch-pharmazeutischen Bereich werden die Konjunktive des Präsens in den dritten Personen im Singular und im Plural verwendet.
2. Das Verbot wird durch nē „nicht" ausgedrückt.
3. Häufige Formen sind u. a.:
saturent   sie sollen sättigen

Vierter Teil: Formenlehre 174

siccent	sie sollen trocknen
remaneat	es soll zurückbleiben
contineant	sie sollen enthalten
dūcat	es soll ziehen
nē excēdat	es soll nicht über das Maß hinausgehen
oriātur	es soll entstehen
ut fīat	damit es entstehe
mundētur	es soll geschält werden
servētur	es soll aufbewahrt werden
rubicētur	es soll gerötet werden
expleātur	es soll ausgefüllt werden
redigātur	es soll in den Zustand gebracht werden
repetātur	es soll wiederholt werden
cōnspergantur	sie sollen bestreut werden
obdūcantur	sie sollen überzogen werden.

Gerundium aller Konjugationen

(sīgnāre	das Bezeichnen)		
sīgnandī	des Bezeichnens	sīgnandī causā	um zu bezeichnen
sīgnandō	dem Bezeichnen		
ad sīgnandum	zum Bezeichnen		
sīgnandō	durch das Bezeichnen	rectē sīgnandō	durch richtiges Bezeichnen
(miscēre)	(dīvidere)	(recipere)	(audīre)
miscendī	dīvidendī	recipiendī	audiendī
miscendō	dīvidendō	recipiendō	audiendō
ad miscendum	ad dīvidendum	ad recipiendum	ad audiendum
miscendō	dīvidendō	recipiendō	audiendō

Bemerkungen:

1. Das Gerundium wird mit dem Suffix -nd- gebildet, das an den Präsensstamm bzw. bei der kons., der i- und der gem. Konjug. an den durch den Bindevokal erweiterten Präsensstamm angehängt wird:

sīgna-nd-ī   misce-nd-ī   dīvid-e-nd-ī   recipi-e-nd-ī   audi-e-nd-ī.

2. Das Gerundium ist ein Verbalsubstantiv; es wird als substantivierter Infinitiv wiedergegeben. Als Nominativ dient der Infinitiv: sīgnāre das Bezeichnen. Der Dativ tritt selten auf, der Akkusativ nur in Verbindung mit Präpositionen, der Ablativ als Instrumentalis oder in Verbindung mit einem Adverb (im Deutschen Adjektiv):

in statū nāscendī	im Zustand des Entstehens
ad saturandum	zum Sättigen
ad rubefaciendum	zum Röten
cōnservandō	durch das Aufbewahren
conquassandō	durch das Schütteln u. a.

Gerundivum aller Konjugationen

sēparandus, a, um	abzusondernd	remedia sēparanda Heilmittel, die gesondert aufbewahrt werden müssen
miscendus, a, um	zu mischend	mixtūrae miscendae Mixturen, die gemischt werden müssen
diluendus, a, um	zu verdünnend	sūcī diluendī Säfte, die verdünnt werden müssen
liquefaciendus, a, um	flüssig zu machend	remedia liquefacienda Heilmittel, die flüssig gemacht werden müssen
audiendus, a, um	anzuhörend	aegrōtus audiendus der Kranke, der angehört werden muß.

Bemerkung:

Das Gerundiv ist ein Verbaladjektiv; es wird wie das Gerundium mit dem Suffix -nd- gebildet. Das Gerundiv wird nach der o- und a-Deklination dekliniert und drückt in Verbindung mit einer Form von esse aus, daß etwas getan werden muß oder nicht getan werden muß bzw. darf:

remedia sēparanda sunt   die Heilmittel sind abgesondert aufzubewahren.

Die Person, die etwas tun muß oder nicht tun darf, tritt im Dativ auf:
famulīs remedia sēparanda sunt   die Gehilfen müssen die Heilmittel abgesondert aufbewahren.

Vierter Teil: Formenlehre 176

Übersicht über alle Deklinationen: Substantive

	a-Dekl.	o-Dekl.		u-Dekl.		e-Dekl.
	f.	m.	n.	m.	n.	f.
Sing.						
Nom.	costa	mūsculus	ligāmentum	arcus	cornū	faciēs
Gen.	costae	mūsculī	ligāmentī	arcūs	cornū(s)	faciēī
Dat.	costae	mūsculō	ligāmentō	arcuī	cornū(ī)	faciēī
Akk.	costam	mūsculum	ligāmentum	arcum	cornū	faciem
Abl.	costā	mūsculō	ligāmentō	arcū	cornū	faciē
Plur.						
Nom.	costae	mūsculī	ligāmenta	arcūs	cornua	faciēs
Gen.	costārum	mūsculōrum	ligāmentōrum	arcuum	cornuum	faciērum
Dat.	costīs	mūsculīs	ligāmentīs	arcibus	cornibus	faciēbus
Akk.	costās	mūsculōs	ligāmenta	arcūs	cornua	faciēs
Abl.	costīs	mūsculīs	ligāmentīs	arcibus	cornibus	faciēbus

Übersicht über alle Deklinationen: Adjektive, Komparative, Partizipien

	Adjektive: o- und a-Dekl.			Adjektive: i-Dekl.			Komparative: kons. Dekl.	
	m.	f.	n.	m.	f.	n.	m./f.	n.
Sing.								
Nom.	dūrus	dūra	dūrum	ācer	ācris	ācre	mājor	mājus
Gen.	dūrī	dūrae	dūrī		ācris		mājōris	
Dat.	dūrō	dūrae	dūrō		ācrī		mājōrī	
Akk.	dūrum	dūram	dūrum	ācrem	ācrem	ācre	mājōrem	mājus
Abl.	dūrō	dūrā	dūrō		ācrī		mājōre	
Plur.								
Nom.	dūrī	dūrae	dūra	ācrēs	ācrēs	ācria	mājōrēs	mājōra
Gen.	dūrōrum	dūrārum	dūrōrum		ācrium		mājōrum	
Dat.	dūrīs	dūrīs	dūrīs		ācribus		mājōribus	
Akk.	dūrōs	dūrās	dūra	ācrēs	ācrēs	ācria	mājōrēs	mājōra
Abl.	dūrīs	dūrīs	dūrīs		ācribus		mājōribus	

kons. Dekl.		i-Dekl.			gem. Dekl.	
m.	n.	f.	f.	n.	f.	n.
tumor	forāmen	tussis	basis	rēte	auris	os
tumōris	forāminis	tussis	baseōs	rētis	auris	ossis
tumōrī	forāminī	tussī	basī	rētī	aurī	ossī
tumōrem	forāmen	tussim	basin	rēte	aurem	os
tumōre	forāmine	tussī	basī	rēti(e)	aure	osse
tumōrēs	forāmina	tussēs	basēs	rētia	aurēs	ossa
tumōrum	forāminum	tussium	basium	rētium	aurium	ossium
tumōribus	forāminibus	tussibus	basibus	rētibus	auribus	ossibus
tumōrēs	forāmina	tussēs	basēs	rētia	aurēs	ossa
tumōribus	forāminibus	tussibus	basibus	rētibus	auribus	ossibus

Part. Präs. Akt.: ī-Dekl.   **Part. Perf. Pass.: o- und a-Dekl.**

m./f.	n.	m.	f.	n.
prōminēns		sānātus	sānāta	sānātum
prōminentis		sānātī	sānātae	sānātī
prōminentī		sānātō	sānātae	sānātō
prōminentem prōminēns		sānātum	sānātam	sānātum
prōminentī		sānātō	sānātā	sānātō

prōminentēs prōminentia		sānātī	sānātae	sānāta
prōminentium		sānātōrum	sānātārum	sānātōrum
prōminentibus		sānātīs	sānātīs	sānātīs
prōminentēs prōminentia		sānātōs	sānātās	sānāta
prōminentibus		sānātīs	sānātīs	sānātīs

Vierter Teil: Formenlehre

Zusammenstellung der in den Lektionen vorkommenden Verben mit Angabe des Part. Perf. Pass.

a-Konjugation:

sānāre	sānātum	heilen

Wie sānāre bilden die meisten Verben der a-Konjugation das Part. Perf. Pass. Sie werden daher nicht noch aufgeführt.

cōnstāre	–	bestehen
dare	datum	geben
circumdare	circumdatum	umgeben
secāre	sectum	(zer)schneiden
dissecāre	dissectum	zerschneiden
intersecāre	intersectum	auseinanderschneiden

e-Konjugation:

dēmordēre	dēmorsum	abbeißen
docēre	doctum	(be)lehren
dolēre	–	schmerzen
exercēre	exercitum	üben
habēre	habitum	haben
miscēre	mixtum	mischen
admiscēre	admixtum	dazu-, beimischen
movēre	mōtum	bewegen
admovēre	admōtum	heranbewegen, nähern
āmovēre	āmōtum	wegbewegen, entfernen
removēre	remōtum	zurückbewegen, entfernen
permanēre	permānsum	(ver)bleiben
pertinēre	–	sich erstrecken
prōminēre	–	hervorragen
replēre	replētum	an-, ausfüllen
vidēre	vīsum	sehen

kons. Konjugation:

acquīrere	acquīsītum	hinzuerwerben
ascendere	ascēnsum	aufsteigen
dēscendere	dēscēnsum	absteigen
coquere	coctum	kochen
excoquere	excoctum	auskochen
incoquere	incoctum	(hin)einkochen, abkochen
cōgnōscere	cōgnitum	kennenlernen, erkennen
dīgnōscere	–	erkennen, unterscheiden
colligere	collectum	sammeln
cōnstringere	cōnstrictum	zusammenschnüren
contundere	contūsum	zerschlagen, -stoßen, -quetschen

currere	cursum	laufen, eilen
recurrere	recursum	zurücklaufen, wiederkehren
dēcĭdere	–	herab-, herausfallen
dēprimere	dēpressum	herab-, niederdrücken
dīcere	dictum	sagen, sprechen, nennen
dīluere	dīlūtum	auflösen, verdünnen
distinguere	distīnctum	unterscheiden
dīvidere	dīvīsum	(ein)teilen
dūcere	ductum	führen, leiten
redūcere	reductum	zurückführen, -leiten
ērigere	ērēctum	auf-, emporrichten
extrahere	extractum	herausziehen
fīgere	fīxum	heften
affīgere	affīxum	anheften
fingere	fictum	bilden
flectere	flexum	biegen, beugen
circumflectere	circumflexum	umbeugen
reflectere	reflexum	zurückbeugen, -biegen
retrōflectere	retrōflexum	zurückbiegen, nach hinten knicken
illinere	illitum	ein-, aufstreichen
incīdere	incīsum	einschneiden
inclūdere	inclūsum	ein-, umschließen
īnfundere	īnfūsum	hineingießen
invādere	invāsum	eindringen
iungere	iūnctum	verbinden
coniungere	coniūnctum	verbinden
mandere	mānsum	zerkauen
minuere	minūtum	vermindern
pōnere	positum	setzen, legen, stellen
antepōnere	antepositum	nach vorn legen, verlagern
compōnere	compositum	zusammenstellen, -setzen; vergleichen
pungere	pūnctum	stechen
reconvalēscere	–	wieder gesund werden
repetere	repetītum	wiederholen
scrībere	scrīptum	schreiben
dēscrībere	dēscrīptum	beschreiben
īnscrībere	īnscrīptum	darauf-, hineinschreiben, betiteln
statuere	statūtum	beschließen, hinstellen, festsetzen
sūgere	sūctum	saugen
exsūgere	exsūctum	aussaugen
sūmere	sūmptum	nehmen
tendere	tentum/tēnsum	spannen, strecken
extendere	extentum/extēnsum	ausstrecken
intendere	intentum/intēnsum	hinein-, anspannen

Vierter Teil: Formenlehre

vertere	versum	wenden
āvertere	āversum	abwenden

i-Konjugation:

audīre	audītum	(an)hören
lēnīre	lēnītum	lindern
nūtrīre	nūtrītum	ernähren, versorgen
sentīre	sēnsum	fühlen, wahrnehmen
venīre	ventum	kommen
advenīre	adventum	an-, dazukommen
pervenīre	perventum	gelangen

gem. Konjugation:

facere	factum	machen, tun
efficere	effectum	bewirken, hervorrufen
īnspicere	īnspectum	besichtigen, untersuchen
percutere	percussum	abklopfen
praecipere	praeceptum	anweisen, vorschreiben
recipere	receptum	aufnehmen
reicere	reiectum	zurück-, verweisen

Deponens[1] der a-Konjugation:

comitārī	comitātum	begleiten

Deponens der i-Konjugation:

orīrī	ortum	entstehen

Verba anomala[2]:

fīerī	–	werden, gemacht werden
esse	–	sein
abesse	–	wegsein, fehlen
inesse	–	darinsein
ferre	lātum	bringen, tragen
afferre	allātum	zuführen
circumferre	circumlātum	herumtragen
efferre	ēlātum	herausführen.

---

[1] Deponens: ein Verb, das die aktive Endung ablegt. [2] Verba anomala: unregelmäßige Verben

FÜNFTER TEIL:

Lateinisch-griechische Synonyma

L	D	Gr
adeps	Fett	τὸ λίπος
adeps lanae		Lipomatosis
Wollfett		Fettgeschwulstbildung
ala	Flügel	ἡ πτέρυξ, τὸ πτερύγιον
Ala major		Pterygium
großer Keilbeinflügel		Flügelfell
alaris	zu einer Ala gehörend, flügelförmig	pterygoideus
Cartilago alaris major		Processus pterygoideus
Nasenspitzenknorpel		Gaumenflügelfortsatz
albus	weiß	λευκός
Linea alba		Leucaemia
weißer Sehnenstreifen		Weißblütigkeit, Leukämie
amarus	bitter	πικρός
Remedia amara		Pikrogeusie
Bittermittel		abnorm bittere Geschmacksempfindung
angulus	Winkel	ἡ γωνία
Angulus costae		Gonion
Rippenwinkel		Unterkieferwinkel
angustus	eng	στενός
Angustia aortica		Stenothorax
Enge (der Speiseröhre) hinter dem Aortenbogen		enger, schmaler Thorax
anulus	Ring	ὁ κρίκος
Anulus femoris		Krikotomie
Schenkelring		operative Spaltung des Ringknorpels
anularis	zum Ring gehörend, ringförmig	cricoideus
Granuloma anulare		Cartilago cricoidea
ringförmig angeordnete Knötchen		Ringknorpel des Kehlkopfes

Fünfter Teil: Lateinisch-griechische Synonyma

arbor	Baum	τὸ δένδρον
Arbor vitae		Dendrit
Lebensbaum		verästelter Zytoplasmafortsatz einer Nervenzelle
argentum	Silber	ὁ ἄργυρος
Argentum nitricum		argyrophile Fasern
Silbernitrat		mit Silberpräparaten färbbare Bindegewebsfasern
articulatio	Gelenk	τὸ ἄρθρον
Articulatio coxae		Arthrogramm
Hüftgelenk		Röntgenbild eines Gelenkes
aqua	Wasser	τὸ ὕδωρ
Aqua bidestillata		Hydrozephalus
doppelt destilliertes Wasser		Wasserkopf
asper	rauh	τραχύς, τραχεῖα, τραχύ
Linea aspera		Trachea
aufgerauhte Längslinie		Luftröhre
auditivus	das Gehör betreffend	von ἀκούειν
		Agnosia acustica
Tuba auditiva		Unfähigkeit, Gehörtes
Ohrtrompete		bewußt wahrzunehmen
auris	Ohr	τὸ οὖς, ὠτός
Auris media		Otitis media
Mittelohr		Mittelohrentzündung
axis	Achse	ὁ ἄξων
Axis lentis		Axonotmesis
Linsenachse		Unterbrechung des Achsenzylinders
bacillus	Stäbchen	ἡ βακτηρία
Bazillus		Bakterie
bilis	Galle	ἡ χολή
Biliverdin		Choledochoskopie
grüner Gallenfarbstoff		Ausspiegelung des Gallenganges
brevis	kurz	βραχύς, βραχεῖα, βραχύ
M. abductor pollicis brevis		Brachybasis
kurzer Daumenabzieher		trippelnder (kurzer) Gang

caecus
  Intestinum caecum
  Blinddarm
	blind	τυφλός
		  Typhlotomie
		  Blinddarmschnitt

canalis (ductus, meatus)
  Canalis adductorius
  Adduktorenkanal
  Meatus acusticus
  externus
  äußerer Gehörgang
  Ductus cochlearis
  Schneckengang im Ohr
	Gang, Kanal	ὁ πόρος
		
		  Porus acusticus externus
		  äußere Öffnung des knö-
		  chernen Gehörganges

caput
  Caput costae
  Rippenköpfchen
	Kopf, Schädel	ἡ κεφαλή, τὸ κρανίον
		  Zephalometrie
		  Schädelmessung
		  Kraniektomie
		  operative Entfernung
		  von Schädelteilen

cartilago
  Cartilago articularis
  Gelenkknorpel
	Knorpel	ὁ χόνδρος
		  Chondritis
		  Entzündung eines
		  Knorpels

caverna
  Cavernitis
  Entzündung der Harn-
  röhre
	Höhle	τὸ ἄντρον
		  Antrum mastoideum
		  Höhle des Warzenfort-
		  satzes

cella, cellula
  Cellulae ethmoidales
  Siebbeinzellen
	Zelle	ὁ κύτος
		  Zytologie
		  Lehre von der Zelle

Cingulum
  Cingulum membri
  inferioris
  Beckengürtel
	Gürtel	ἡ ζώνη
		  Zona orbicularis
		  Gürtel ringförmiger
		  Fasern

clavicula
  Clavicula
  Schlüsselbein
  Incisura clavicularis
  Einschnitt am oberen
  Rand des Brustbeins
	Schlüsselbein	ἡ κλείς, κλειδός
		  Kleidotomie
		  operative Durchtrennung
		  des Schlüsselbeins

collum
  Collum radii
  Speichenhals
	Hals	ἡ δέρη
		  Deradelphus
		  Mißgeburt mit mehreren
		  Armen, aber nur einem
		  Kopf

	Kugel, Kloß	ἡ σφαῖρα
		  Sphärozyten
		  Kugelzellen

	Korn, Körnchen,
	Kugel
		ὁ κόκκος
		
		  Kokken
		  Kugelbakterien

	Mensch	ὁ ἄνθρωπος
		  Anthropologie
		  Menschenkunde

	ungleich	ἄνισος
		  Anisokorie
		  ungleiche Weite der bei-
		  den Pupillen

	Trichter	ὁ χόανος
		  Choane
		  hintere Öffnung der Nase
		  zum Rachenraum hin

	Darm	τὸ ἔντερον
		  Enterorrhagie
		  Darmblutung

	selbst	αὐτός, αὐτή, αὐτό
		  Autodigestion
		  Selbstverdauung des
		  Magens (nach dem Tode)

	Joch, Kamm,
	Erhebung
		τὸ ζύγωμα, ζυγώματος
		
		  Sutura zygomaticomaxil-
		  laris
		  Naht zwischen Jochbein
		  und Oberkiefer

	Lippe	τὸ χεῖλος
		  Cheilitis
		  Lippenentzündung

Latein	Deutsch	Griechisch

constrictor
  M. constrictor pharyngis superior
  oberer Schlundmuskel
	Zusammenschnürer	ὁ σφιγκτήρ
		  M. sphincter ani externus
		  äußerer Schließmuskel des Afters

cor
  Cor adiposum
  Fettherz
	Herz	ἡ καρδία
		  Kardiologie
		  Lehre vom Herzen

cornu
  Cornu coccygeum
  Steißbeinhorn
	Horn	τὸ κέρας, κέρατος
		  Keratitis
		  Entzündung der Augenhornhaut u

corpus
  Corpus ciliare
  Ziliarkörper
	Körper	τὸ σῶμα, σώματος
		  Somatoskopie
		  körperliche Untersuchung

costa
  Costae fluctuantes
  frei endigende Rippen
	Rippe	ἡ πλευρά
		  Pleura costalis
		  Rippenfell

crassus
  Intestinum crassum
  Dickdarm
	dick	παχύς, παχεῖα, παχύ
		  Pachydermie
		  Verdickung der Haut

cutis
  Cutis callosa
  Schwielenhaut
	Haut	τὸ δέρμα, δέρματος
		  Dermatologie
		  Lehre von den Hautkrankheiten

dens
  Dens bicuspidatus
  zweihöckriger Zahn
	Zahn	ὁ ὀδούς, ὀδόντος
		  Odontologie
		  Lehre von den Zähnen

dexter, dextra, dextrum
  Dextrogramm
  Röntgenbild der rechten Herzhälfte
	rechts	δεξιός
		  Dexiokardie
		  Verlagerung des Herzens nach rechts

digitus
  Digitalkompression
  Abdrücken eines blutenden Organs mit dem Finger
	Finger, Zehe	ὁ δάκτυλος
		  Daktylogrypose
		  Verkrümmung von Fingern bzw. Zehen

dissecare	auf-, zerschneiden	ἀνατέμνειν

dissectio
  Dissektion
	Zerschneidung	ἡ ἀνατομή
		  Anatomie

dorsum
  Dorsum nasi
  Nasenrücken
	Rücken	

durus
  Dura mater
  die harte Hirnhaut
	hart	

ensiformis
  Processus ensiformis (JNA)
  Schwertfortsatz
	schwertförm	=

fauces
  Isthmus faucium
  Rachenenge
	Schlund, Kel Rachen	

fetus
  Fetus compressus
  zusammengedrückte Leibesfrucht
	Leibesfrucht	

fissura
  Fissura petrosquamosa
  Furche zwischen Schläfenbein und Schläfenbeinschuppe
	Riß, Furche	

flavus
  Ligamentum flavum
  gelbes Band
	gelb	

frigidus
  Abscessus frigidus
  kalter Abszeß
	kalt	

genu
  Genu recurvatum
  überstreckbares Knie
	Knie	

gingiva
  Gingivitis
  Zahnfleischentzündung
	Zahnfleisch	

glandula
  Glandulae duodenales
  Schleimhautdrüsen des Zwölffingerdarmes
	Drüse	

lac | Milch | τὸ γάλα, γάλακτος
  Lactatio | | Galaktostase
  Milchabsonderung | | Milchstauung

lacrima | Träne | τὸ δάκρυ, τὸ δάκρυον
  Glandula lacrimalis | | Dakryoadenitis
  Tränendrüse | | Tränendrüsenentzündung

latus | breit | ευρύς, ευρεῖα, ευρύ
  Ligamentum latum uteri | | eurysom
  breites Mutterband | | breitwüchsig

lens | Linse | ὁ φακός
  Lentikonus | | Phakozele
  Krümmungsanomalie der Augenlinse | | Vorverlagerung der Augenlinse

lien | Milz | ὁ σπλήν
  Lien mobilis | | Splenitis
  Wandermilz | | Milzentzündung

ligamentum | Band, Binde, Verbindung | ὁ δεσμός
  Ligamenta alaria | | Desmitis
  Flügelbänder | | Entzündung eines Bandes

lingua | Zunge | ἡ γλῶσσα
  Lingua plicata | | Glossitis phlegmonosa
  Faltenzunge | | eitrige Zungenentzündung

locus | Ort, Platz, Stelle | ὁ τόπος
  Locus caeruleus | | Topophobie
  bläulich gefärbte Stelle in der Rautengrube | | Ortsangst; Bestreben, bestimmte Stellen zu meiden

longus | lang | μακρός
  M. longissimus | | Makrodaktylie
  langer Rückenmuskel | | abnorme Länge der Finger

magnus | groß | μέγας, μεγάλη, μέγα
  Vena saphena magna | | Megalomanie
  große Blutader | | Größenwahn

mamma | Brust, Milchdrüse | ὁ μαστός
  Mammae accessoriae | | Mastitis puerperalis
  überzählige Brustdrüsen | | Brustdrüsenentzündung während der Stillzeit

Fünfter Teil: Lateinisch-griechische Synonyma

mandibula	Unterkiefer	ἡ γνάθος
Mandibularreflex		Gnathoschisis
Unterkieferreflex		Kieferspalte
manus	Hand	ἡ χείρ
Manus vara		Cheiromegalie
Klumphand		(durch Mißbildung) Vergrößerung der Hand
medulla	Mark	ὁ μυελός
Medulla ossium flava		Myeloblast
gelbes Knochenmark		Keimzellen des Knochenmarkes
membrana	(dünne) Haut	ὁ ὑμήν
Membrana tympani		Hymen
Trommelfell		Jungfernhäutchen
mentum	Kinn	τὸ γένειον
Mentagra		Geniospasmus
Kinn-, Bartflechte		Krampf in den Kinnmuskeln
musculus	Muskel	ὁ μῦς
Muskulatur		Myalgie
Muskelgefüge		Muskelschmerz
nasus	Nase	ἡ ῥίς, ῥινός
Nasus externus		Rhinenzephalon
äußere Nase		Riechhirn
nervus	Nerv	τὸ νεῦρον
Nervus axillaris		Neuralgie
Achselnerv		Nervenschmerzen
niger	schwarz	μέλας, μέλαινα, μέλαν
Substantia nigra		Melanämie
schwarze (dunkelgraue) Nervensubstanz		Auftreten von dunklen Pigmentkörperchen im peripheren Blut
oculus	Auge	ὁ ὀφθαλμός
Nervus oculomotorius		Ophthalmia sympathica
3. Hirnnerv (die Augen bewegender Nerv)		infektiöse Augenentzündung, die von einem Auge auf das andere übergeht
omentum	Netz	ὁ ἐπίπλοος, τὸ ἐπίπλοον
Omentum majus		Epiploon
großes Netz		netzartige Verdoppelung der Bauchfellfalten

Fünfter Teil: Lateinisch-griechische Synonyma

os (oris) per os = peroral durch den Mund	Mund	τὸ στόμα, στόματος Stomatitis Entzündung der Mundschleimhäute
os (ossis) Ossifikation Knochenbildung	Knochen	τὸ ὀστέον (ὀστοῦν) Osteochondritis Knochen- und Knorpelhautentzündung
ovarium Ovarium	Eierstock =	τὸ ὠόφορον Oophoron
palpebra Palpebra superior oberes Augenlid	Lid	τὸ βλέφαρον Blepharitis Entzündung des Augenlidrandes
pars Pars alaris Flügelteil des Nasenmuskels	Teil	τὸ μέρος merokrine Sekretion Sekretion, bei der ein Teil des Zellinhaltes als Sekret abgegeben wird
parvus Pulsus parvus (kleiner) druckloser u. schwacher Puls	klein	μικρός Mikrodaktylie abnorme Kleinheit der Finger bzw. Zehen
pectus Pectus carinatum Kielbrust, Hühnerbrust	Brust	τὸ στέρνον, τὸ στῆθος, ὁ θώραξ Sternum Brustbein Stethoskop Hörrohr Thorakotomie Öffnung der Brusthöhle
pes Pes valgus Knickfuß	Fuß	ὁ πούς, ποδός Podagra Fußgicht
porta Porta hepatis Leberpforte	Pforte	ἡ πύλη Pylephlebitis Pfortaderentzündung
primus Primipara Erstgebärende	erste	πρῶτος Protodiastole erste Phase der Herzdiastole

Fünfter Teil: Lateinisch-griechische Synonyma

processus
  Processus alveolaris
  Alveolarfortsatz
	Fortsatz, Auswuchs	ἡ ἀπόφυσις
		  Apophysitis
		  Entzündung einer Apophyse

profundus
  M. flexor digitorum profundus
  tiefliegender Beuger der Finger
	tief(liegend)	βαθύς, βαθεῖα, βαθὺ
		  Bathypnoe
		  tiefe Atmung

proprius
  Arteria hepatica propria
  eigentliche Leberschlagader
	eigen(tümlich)	ἴδιος
		  idiopathicus
		  selbständig, unabhängig von anderen Krankheiten entstanden

pulmo
  Pulmonalembolie
  Lungenembolie
	Lunge	ὁ πνεύμων
		  Pneumographie
		  Aufzeichnung der Atmungsbewegungen des Brustkorbes mit dem Pneumographen

pupilla
  Pupillostatometer
  Apparat zum Bestimmen des Pupillenabstandes
	Pupille, Sehloch	ἡ κόρη
		  Korektopie
		  Verlagerung der Pupille

pus
  Pus bonum
  guter Eiter
	Eiter	τὸ πύον
		  Pyodermie
		  durch Eitererreger verursachte Erkrankung der Haut

radius
  Radiusfraktur
  Bruch der Speiche
	Speiche, Strahl	ἡ ἀκτίς, ἀκτῖνος
		  Actinomykosis
		  Strahlenpilzkrankheit

radix
  Radix linguae
  Zungenwurzel
	Wurzel	ἡ ῥίζα, τὸ ῥίζωμα
		  Rhizotomie
		  Durchtrennung der Wurzeln von Rückenmarksnerven

ren
  Ren arcuatus
  Hufeisenniere
	Niere	ὁ νεφρός
		  Nephrektomie
		  Entfernung einer Niere

Fünfter Teil: Lateinisch-griechische Synonyma

rete	Netz	τὸ δίκτυον
Rete venosum		Dictyoma retinae
weitmaschiges Venen-netz		bösartige Geschwulst am Strahlenkörper des Auges
ruber	rot	ἐρυθρός
Nucleus ruber		Erythrozyten
roter Kern in der Mittelhirnhaube		rote Blutkörperchen
ruga	Runzel, Hautfalte	ἡ ῥυτίς, ῥυτίδος
Rugae vaginales		Rhytidose
Runzeln an der Innen-fläche der Vagina		vermehrte Bildung von Hautfalten
sanguis	Blut	τὸ αἷμα
Sanguiniker		Anämie
Temperamentstyp des (blutvollen) lebhaften Menschen		Blutarmut
sensus	Sinn, Empfindungs-vermögen	ἡ αἴσθησις
Sensomotilität		Anästhesie
Koordination der sensiblen u. motorischen Nerven		Ausschaltung der Schmerzempfindlichkeit
siccus	trocken	ξηρός
Pleuritis sicca		Xerodermie
trockene Rippenfell-entzündung		Trockenheit der Haut
simplex	einfach	ἁπλόος (ἁπλοῦς)
Articulatio simplex		Haplodont
einfaches Gelenk		einfacher Kegelzahn
sub-	unter-, unten befindlich	ὑπό-
Glandula sublingualis		Nervus hypoglossus
unter der Zunge befindliche Drüse		unter der Zunge verlau-fender Nerv
super-, supra-	oberhalb, über, über – hinaus	ὑπέρ-
Mm. suprahyoidei		Hyperalgie
oberhalb des Zungen-beins liegende Muskeln		gesteigerte Schmerz-empfindlichkeit
sutura	Naht	ἡ ῥαφή
Sutura coronalis		Raphe pharyngis
Kronennaht, Kranznaht		Schlundkopfnaht

Fünfter Teil: Lateinisch-griechische Synonyma 192

tardus	langsam	βραδύς, βραδεῖα, βραδύ
Pulsus tardus		Bradykardie
langsamer Puls		Verlangsamung der Herzschlagfolge
tela	Gewebe	ὁ ἱστός
Tela elastica		Histologie
elastisches Gewebe		Lehre von den Körpergeweben
tenuis	dünn, zart	λεπτός
Intestinum tenue		Leptomeningitis
Dünndarm		Entzündung der weichen Hirnhaut
totus	ganz	ὅλος; πᾶς, πᾶσα, πᾶν
Totalexstirpation		holokrin
vollständige Entfernung eines Organs		sich ganz auflösend, z. B. Talgdrüsen
		Pankarditis
		Entzündung aller drei Schichten der Herzwand
tuba	Röhre, Trompete	ἡ σάλπιγξ, σάλπιγγος
Tuba auditiva		Salpingitis
Ohrtrompete		Eileiterentzündung
urina	Harn, Urin	τὸ οὖρον
Urina jumentosa		Uroskopie
trüber (pferdeharnähnlicher) Urin		Urinuntersuchung
uterus	Mutterleib, Gebärmutter	ἡ μήτρα, ἡ ὑστέρα
Uterus bipartitus		Metrorrhagie
zweigeteilte Gebärmutter		Blutung aus der Gebärmutter
		Hysterographie
		röntgenologische Darstellung der Gebärmutter
vas	Gefäß	τὸ ἀγγεῖον
Vasa afferentia		Angiokardiogramm
zuführende Gefäße		Röntgenbild des Herzens und der Lungengefäße
vena	(Blut-) Ader	ἡ φλέψ, φλεβός
Venae arcuatae renis		Phlebitis
bogenförmige zwischen Mark und Nierenrinde gelegene Blutadern		Venenentzündung

Fünfter Teil: Lateinisch-griechische Synonyma

venter	Bauch, bauchförmige Ausbuchtung	ἡ γαστήρ, γαστρός
Venter frontalis musculi occipitofrontalis stirnwärts gelegener Bauch des Schädelhaubenmuskels		Gastralgie Magenschmerzen
vertebra	Wirbel(bein)	ὁ σπόνδυλος
Vertebrae cervicales Halswirbel		Spondylosis degenerative Erkrankung der Wirbelsäule
vita	Leben	ὁ βίος
Vita maxima größte Leistungsfähigkeit des Organismus		Biogenese Entstehungsgeschichte der Lebewesen
vox	Stimme	ἡ φωνή
Vox clandestina Flüsterstimme		Phoniatrie Sprachheillehre, -kunde
vulnus	Wunde	τὸ τραῦμα, τραύματος
Vulnus sclopetare Schußwunde (durch eine Handfeuerwaffe)		Traumatologie Wissenschaft und Lehre von der Wundbehandlung.

SECHSTER TEIL:

Lateinisch-deutsches Wörterverzeichnis

(Die Zahlen nach den Vokabeln geben die Lektionen an, in denen die Vokabeln zum ersten Mal auftreten, die Sterne danach kennzeichnen Vokabeln, die in den Übungen vorkommen und erschlossen worden sind.)

A

a, ab (Abl.) von 4
abdomen, inis, n. Bauch, Unterleib 13
abdominalis, e zum Bauch gehörend, Bauch- 13*
abducere (abductum) wegführen; anat. abziehen 11*
abductor, oris m. Abzieher 11
aberrare abweichen, blind endigen 21
aberratio, onis f. Abweichung, fehlerhafte Anlage 21*
abesse abwesend sein 20*
accelerare beschleunigen, akzelerieren 21
accurate (Adv.) sorgfältig 2
acetabularis, e zur Hüftgelenkpfanne gehörend, Hüftgelenkpfannen- 15*
acetabulum, i n. Gelenkpfanne des Hüftgelenkes 15
acquirere (acquisitum) (hinzu)erwerben 8
acromialis, e zum Akromion gehörend, Schulterhöhen- 4*
acromioclavicularis, e zu Akromion und Schlüsselbein gehörend 5*
acromion, i n. Schulterhöhe 4
actio, onis f. Handlung, Tätigkeit, Aktion 12
acusticus, a, um zum Hören bestimmt, das Gehör betreffend, Gehör- 9

acutus, a, um plötzlich auftretend, akut; scharf, spitz 10
ad (Akk.) zu, bei, bis zu 2
adducere (adductum) heranführen; anat. anziehen 11*
adductio, onis f. Anziehen 12*
adductor, oris m. Anzieher 11
adductorius, a, um heranführend, zu den Adduktoren gehörend 11*
adipositas, atis f. Fettleibigkeit 13*
adiposus, a, um fettreich, verfettet, Fett-, adipös 13
aditus, us m. Zu-, Eingang 9
admiscere (admixtum) dazu-, beimischen 12*
admovere (admotum) heranbewegen, nähern 11
advenire (adventum) an-, dazukommen 12*
aegrota, ae f. die Kranke 2
aegrotus, i m. der Kranke 3*
aegrotus, a, um krank 2
afferens, ntis (afferre) zuführend, afferent, zentripetal 7
affigere (affixum) anheften 8
agitare in Bewegung setzen, antreiben; pharm. schütteln 22
albus, a, um weiß 1
alius, a, ud ein anderer 1
alveolaris, e mit kleinen Fächern od. Hohlräumen versehen, alveolär 9
alveolus, i m. kleiner Hohlraum 9*
amittere (amissum) wegschicken, verlieren 20*

amovere (amotum) wegbewegen, entfernen 20*
anabioticus, a, um die Lebenskraft erneuernd, das Wachstum fördernd 18
anaestheticus, a, um gegen Empfindung wirkend, unempfindlich machend 18
anakusis, is (eos) f. Taubheit 18
anatomia, ae f. Anatomie 1
anatomicus, a, um anatomisch 5
angina, ae f. Verengerung, Halsentzündung, Angina 2
angulus, i m. Winkel, Ecke 4
anococcygeus, a, um After- Steißbein- 18*
anserinus, a, um gänseartig, Gänse- 20
antagonista, ae m. Gegenspieler, Antagonist 3
ante (Akk.) vor 13
antebrachium, i n. Unterarm 11
anteflexio, onis f. Biegung nach vorn 17
anteponere (antepositum) nach vorn legen, verlagern 19*
antepositio, onis f. Verlagerung nach vorn 17
anterior/ius vordere, nach vorn gelegen 12
anterolateralis, e vorn-seitlich 19*
anteversio, onis f. Neigung nach vorn 17
antifebrilis, e gegen Fieber wirkend, fiebersenkend 18
antineuralgicus, a, um gegen Schmerzen wirkend, schmerzstillend 18
antrum, i n. Höhle 15; antrum mastoideum Höhle des Warzenfortsatzes vor der Paukenhöhle 15
anularis, e ringförmig, Ring- 4*
anulus, i m. Ring, ringförmiger Teil eines Organs 4
anus, i m. After 17*
aorta, ae f. große Körperschlagader, Aorta 5

aorticus, a, um die Aorta betreffend 5*
aortitis, idis f. Aortenentzündung 20*
apertura, ae f. Öffnung, Eingang, Apertur 16
apex, icis m. Spitze 14
apicalis, e zur Spitze gehörend, Spitzen- 14*
aponeurosis, is (eos) f. Sehnenhaut, flächenhafte Sehne, Aponeurose 9
aponeuroticus, a, um die Aponeurose betreffend, nach Art einer Aponeurose 6*
appendicitis, idis f. Wurmfortsatzentzündung, Appendizitis 12
appendix, icis f. Anhangsgebilde (an Organen), Appendix 12
aquaeductus, us m. Wasserleitung, Verbindungskanal, Aquädukt 9
arbor, oris f. Baum 18
arcuarius, a, um zum Rippenbogen gehörend, Rippenbogen- 1
arcuatus, a, um bogenförmig, gebogen 12*
arcus, us m. Bogen 10
areola, ae f. kleiner Hof 17*
areolaris, e zum Warzenhof gehörend 17
ars, artis f. Kunst 22
arteria, ae f. Schlagader, Arterie 2; a. circumflexa Kranzschlagader 8
arteriosus, a, um reich an Arterien, zur Arterie gehörend 4*
articularis, e zu einem Gelenk gehörend, ein Gelenk betreffend, Gelenk- 9
articulatio, onis f. Gelenk 12
articulus, i m. (vet.) Gelenk 19*
arytaenoideus, a, um gießkannenähnlich, zum Gießbeckenknorpel gehörend, Gießbecken- 14
ascendens (ascendere, ascensum) aufsteigend 7

asper, aspera, asperum rauh, aufgerauht 13
atlantoaxialis, e zwischen dem ersten und zweiten Halswirbel liegend 15*
atlantooccipitalis, e erster Halswirbel-Hinterhauptsbein- 15*
atlas, antis m. oberster Halswirbel, Atlas 15
audire (auditum) (an)hören 2
auditivus, a, um zum Gehörorgan gehörend, zum Hören dienend 12; tuba auditiva Ohrtrompete 12
auditus, us m. Gehör(sinn) 9
auricula, ae f. kleines Ohr, Ohrmuschel 12
auricularis, e zur Ohrmuschel, zum Ohr gehörend, ohrmuschelförmig, Ohrmuschel- 12
auriculotemporalis, e Ohrmuschel-Schläfenbein- 15*
auris, auris f. Ohr 15
auscultare abhorchen, auskultieren 2
avertere (aversum) abwenden 20
axialis, e zum zweiten Halswirbel gehörend 15*
axilla, ae f. Achselhöhle 17*
axillaris, e zur Achsel(höhle) gehörend, Achsel(höhlen)- 17
axis, is m. Achse, Mittellinie; zweiter Halswirbel, Dreher 15

B

basalis, e (basialis, basilaris) an der Grundfläche eines Organs oder Körperteils liegend 6*
basis, is (eos) f. Grund(fläche), Basis 6
basivertebralis, e Basis-Wirbel- 6*
biceps, cipitis zweiköpfig 13
bicipitalis, e zum Bizeps gehörend, Bizeps- 20*
bicipitoradialis, e Bizeps-Speichen- 20*
bipennatus, a, um doppeltgefiedert 3
bis zweimal 22
bonus, a, um gut 22; bene (Adv.) gut 22
brachialis, e zum (Ober-) Arm gehörend, (Ober-) Arm- 11*
brachioradialis, e (Ober-) Arm-Speichen- 14*
brachium, i n. (Ober-) Arm 11
brevis, e kurz 7
brevitas, atis f. Kürze 13*
bronchialis, e zu den Bronchien gehörend, die Bronchien betreffend 5*
bronchioli, orum m. feinere Verzweigungen der Bronchien 6*
bronchitis, idis f. Entzündung des Luftröhrenzweiges 14*
bronchus, i m. Luftröhrenzweig 5
bucca, ae f. Wange 11
buccalis, e zur Wange gehörend, Wangen- 11*
buccinator, oris m. (tiefer) Wangenmuskel 11
bulbiformis, e zwiebelförmig 21*
bulbothalamicus, a, um Augapfel-Sehhügel- 8*
bulbus, i m. Zwiebel; Anschwellung 3; bulbus oculi Augapfel 3
bulla, ae f. Blase, Buckel 9
bursa, ae f. (Schleim-)Beutel, Tasche 20
bursitis, idis f. Schleimbeutelhautentzündung 20*

C

caecalis, e zum Blinddarm gehörend, Blinddarm- 12*
caecum, i n. Blinddarm 12
caecus, a, um blind 12
calcanearis, e zum Fersenbein gehörend, Fersenbein- 6*
calcaneocuboideus, a, um Fersenbein-Würfelbein- 20*
calcaneofibularis, e Fersenbein-Wadenbein- 22*

calcaneus, i m. Fersenbein; adj. zum
  Fersenbein gehörend, Fersen-
  bein- 6
calidus, a, um warm 22
calor, oris m. Wärme, Hitze 12
calvaria, ae f. Schädeldach 2
canaliculus, i m. kleiner Kanal 10
canalis, is m. Kanal, Röhre, Rinne
  12*
capillaris, e haarfein, Haar-, Kapil-
  lar-, kapillär 16
capillus, i m. Haar 16*
capitulum, i n. (Gelenk-) Köpfchen
  5
capsula, ae f. Kapsel 17
caput, itis n. Kopf, Gelenk- oder
  Muskelkopf 13
cardia, ae f. Magenmund, -eingang;
  Herz 5
cardiacus, a, um zum Mageneingang
  gehörend; zum Herzen gehörend,
  dem Herzen benachbart 5*
caries, ei f. Knochenfraß, Zahnfäule,
  Schwund, Karies 10
caroticus, a, um zur Kopfschlagader
  gehörend 12
carotis, idis f. Kopfschlagader 12
carpalis, e zur Handwurzel gehörend, Handwurzel- 4*
carpometacarpeus, a, um Handwur-
  zel-Mittelhand- 10*
carpus, i m. Handwurzel 4
cartilagineus, a, um knorpelig, aus
  Knorpel bestehend, Knorpel- 6
cartilago, inis f. Knorpel 12
caruncula, ae f. Fleischwärzchen,
  Karunkel 12
cauda, ae f. Schwanz, Schweif 9*
caudatus, a, um geschwänzt,
  Schweif- 9
causa, ae f. Grund, Ursache 5;
  causa (Gen.) wegen 5
cavernosus, a, um höhlenreich, ka-
  vernös 21
cavitas, atis f. Höhlung, Höhle 13*

cavum, i n. Höhle, Hohlraum 9
cavus, a, um hohl, gewölbt 11*
celer, celeris, celere schnell 22
cellula, ae f. (Körper-)Zelle 10
cementum, i n. Knochengewebe, Zement 15
centralis, e in der Mitte, zum Mittelpunkt hin gelegen, zentral 9
centrum, i n. Mittelpunkt, Zen-
  trum 9*
cerebralis, e das Hirn betreffend,
  zum Gehirn gehörend 6*
cerebrospinalis, e Gehirn- Rücken-
  mark- 8*
cerebrum, i n. Gehirn, Großhirn 6
cervicalis, e zum Hals gehörend,
  Hals-, zervikal 1
cervicothoracicus, a, um Hals-
  Brustkorb- 5
cervix, icis f. Hals 14
chiasma, atis n. x-förmige Kreu-
  zung 13
chirurgicus, a, um chirurgisch 5
chirurgus, i m. Chirurg 3
choana, ae f. Trichter, hinterer
  Nasenausgang, Choane 14
chorda, ae f. Saite, Strang 5
choriocapillaris, e Aderhaut- Haar-
  gefäß- 20
chorioidea, ae f. Aderhaut des Auges
  20
chronicus, a, um langsam verlaufend, chronisch 10
ciliaris, e zu den Augenlidern bzw.
  Wimpern gehörend 4*
cilium, i n. Augenwimper, Flimmer-
  haar 4
cinereus, a, um aschgrau 13
circum (Akk.) ringsum 13
circumanalis, e um den After herum
  liegend 17
circumdare (circumdatum) umgeben
  13
circumferentia, ae f. Umkreis,
  Umfang 17

circumflectere (circumflexum) (um)-
biegen, rings um etw. biegen 8;
arteria circumflexa Kranzarterie 8
clavicula, ae f. Schlüsselbein 1
clavicularis, e zum Schlüsselbein gehörend, Schlüsselbein- 1*
coccygeus, a, um zum Steißbein gehörend, Steißbein- 10
cognoscere (cognitum) kennenlernen, erkennen 2
colicus, a, um zum Grimmdarm gehörend, Grimmdarm- 5*
colitis, idis f. Dickdarmentzündung 20*
collateralis, e seitlich, gleichseitig, auf der gleichen Körperseite befindlich, kollateral 10
colligere (collectum) sammeln 10
collum, i n. Hals 4
colon, i n. Grimm-, Dickdarm 4
columna, ae f. Säule 1; columna vertebralis Wirbelsäule 1
comitans (comitari) begleitend 21
commissura, ae f. Verbindung (zwischen Nervenzentren), Kommissur 6
communicare verbinden 19
communis, e gemeinsam 7
complicatus, a, um mit Komplikation verbunden, kompliziert 22*
componere (compositum) zusammensetzen, -stellen; vergleichen 4
condylaris, e Gelenkkopf-, Kondylen- 15*
condylus, i m. Gelenkfortsatz 12*
congenitalis, e angeboren 8*
congenitus, a, um angeboren 8
conjugata, ae f. Durchmesser 20
conjunctivitis, idis f. Bindehautentzündung 14*
coniungere (coniunctum) verbinden 4
connatalis, e angeboren 8*
connatus, a, um angeboren 8
constare (ex) bestehen (aus) 1

constrictor, oris m. (Zusammen)-Schnürer 11*
constringere (constrictum) zusammenschnüren 11
consultare befragen, konsultieren 2
continuare fortführen, fortsetzen 8
contra (Akk.) gegen 3
contundere (contusum) zerschlagen, -stoßen, -quetschen 8
coquere (coctum) kochen 2
cor, cordis n. Herz 15
coracobrachialis, e Rabenschnabelfortsatz- Oberarm- 19
coracoclavicularis, e Rabenschnabelfortsatz-Schlüsselbein- 19*
coracohumeralis, e Rabenschnabelfortsatz-Oberarmknochen- 19*
corium, i n. Lederhaut, Korium 17
cornea, ae f. Hornhaut des Auges, Kornea 20
cornealis, e die Augenhornhaut betreffend, Hornhaut- 20*
corneus, a, um hörnern, aus verhornten Zellen bestehend 10*
corniculatus, a, um hörnchenförmig, Hörnchen- 12*
corniculum, i n. kleines Horn 10*
cornu, us n. Horn 10
corona, ae f. Kranz, Krone 15
coronarius, a, um kranzartig, zu einer Corona gehörend 19*
coronoideus, a, um kronenartig, Kronen- 17
corpus, oris n. Körper 13
corpusculum, i n. kleiner Körper 15*
corrugator, oris m. Runzler 11
cortex, icis m. Rinde 16
corticalis, e zur Rinde gehörend, die Rinde betreffend, Rinden- 16*
corticohypothalamicus, a, um Rinden-Hypothalamus- 18*
corticothalamicus, a, um Rinden-Sehhügel- 19*
costa, ae f. Rippe 1

costalis, e zur Rippe gehörend,
  Rippen-, kostal 1
costarius, a, um zu den Rippen-
  (rudimenten) gehörend 9
costoarticularis, e Rippen-Gelenk-
  10*
costocervicalis, e zwischen Rippe
  und Hals gelegen, Rippen-Hals- 9*
costoclavicularis, e Rippen-Schlüs-
  selbein- 4
costodiaphragmaticus, a, um Rip-
  pen-Zwerchfell- 19*
costopleuralis, e Rippen-Brustfell-
  19*
costotransversarius, a, um Rippen-
  Querfortsatz- 19*
costovertebralis, e Rippen-Wirbel-
  4*
costoxiphoideus, a, um Rippen-
  Schwertfortsatz- 19
coxa, ae f. Hüfte 8
coxitis, idis f. Hüftgelenkentzündung
  20*
cranialis, e zum Kopf gehörend,
  kopfwärts, schädelwärts 6*
cranium, i n. Schädel 6
cribrosus, a, um siebförmig, Sieb- 20
cricoarytaenoideus, a, um Ring-
  knorpel-Stellknorpel- 14*
cricoideus, a, um ringförmig, zum
  Ringknorpel gehörend, Ring-
  knorpel-, Ring- 14
cricothyroideus, a, um Ring-
  knorpel-Schildknorpel- 14*
crista, ae f. Leiste, Kamm 5
criticus, a, um entscheidend, kri-
  tisch 10
cruciatus, a, um gekreuzt 10
cruralis, e zum Schenkel gehörend
  13*
crus, cruris n. (Unter-) Schenkel,
  schenkelartiger Teil 13
cubitalis, e zum Ellbogen gehörend
  10*
cubitus, i m. Ellbogen 10

cuboideus, a, um würfelförmig,
  Würfel- 20
cum (Abl.) mit 3
cum (Ind.) (dann) wenn 6
cuneiformis, e keilförmig 20
cuneus, i m. Keil, keilförmiges
  Großhirnrindengebiet 20*
curare behandeln, heilen, kurieren 2
currere (cursum) laufen 21
cursus, us m. Lauf 21*
curvare krümmen, beugen 11*
curvatura, ae f. Krümmung,
  Beugung 11*
cutaneus, a, um zur Haut gehörend,
  Haut- 7
cuticula, ae f. Häutchen 21*
cutis, cutis f. Haut 17
cylindricus, a, um zylindrisch,
  Zylinder- 12

D

dare (datum) geben 22
de (Abl.) über, von (etw. sprechen);
  als Präfix: ab-, weg- 3
debilitare lähmen, schwächen 6
decidere herab-, herausfallen 15
deducere (deductum) ab-, wegführen, ableiten 21*
deferens, ntis (deferre, delatum)
  hinabführend 21
deferentitis, idis f. Entzündung des
  Samenleiters 21*
deltoideopectoralis, e Deltamuskel-
  Brust- 19*
deltoideus, a, um deltaförmig 3
demonstrare zeigen, hinweisen, demonstrieren 1
demordere (demorsum) ab-, zer-
  beißen 11
dens, dentis m. Zahn 15; d. caninus
  Eckzahn 15; d. incisivus Schneidezahn 15; d. molaris Mahlzahn,
  Molarzahn 15; d. praemolaris
  Vormahlzahn, Prämolarzahn 15

dentalis, e zum Zahn gehörend, Zahn- 15*
dentatus, a, um gezahnt, gezähnt 17*
denticulatus, a, um mit kleinen Zähnen versehen, feingezähnt, sägezahnähnlich 17*
denticulus, i m. kleiner Zahn, Zähnchen 17*
dentitio, onis f. Zahnen, Durchbruch der Zähne 15
depressio, onis f. Niederdrücken, Herabziehen 12*
depressor, oris m. Niederdrücker, Herabzieher, Senker 11
deprimere (depressum) niederdrücken, herabdrücken 11
derivare ableiten 9
descendens, ntis (descendere, descensum) absteigend, -stammend 7
descensus, us m. das Herabsteigen, Senkung 21*
describere (descriptum) beschreiben 6
dexter, dextra, dextrum rechts 3
diabetes, ae m. Durchfluß, Harnruhr, Diabetes 18; d. mellitus Zuckerharnruhr, Zuckerkrankheit 18
diameter, tri f. Durchmesser 20
diaphragma, atis n. Scheidewand, Zwerchfell 13
diaphragmaticus, a, um zum Zwerchfell gehörend, Zwerchfell- 13*
diaphysis, is (eos) f. Mittelstück des Röhrenknochens, Diaphyse 6
dicere (dictum) (de) sprechen (von), nennen 3
dies, diei m. f. Tag 10
digastricus, a, um zweibäuchig 16
digitalis, e die Finger bzw. Zehen betreffend 10*
digitatus, a, um mit Fingern bzw. Zehen versehen, fingerförmig 10*
digitus, i m. Finger, Zehe 10
dignoscere erkennen, unterscheiden 22
dilatare erweitern 11
dilatatio, onis f. das Erweitern 12*
dilatator, oris m. Erweiterer 11
diluere (dilutum) auflösen, verdünnen 2
diploe, es f. spongiöse Substanz des Schädelknochens, Diploe 2
diploicus, a, um zur Diploe gehörend, die Diploe betreffend 5*
directio, onis f. Richtung 12
discere lernen 22
disciplina, ae f. Lehre, Lehrbereich, Wissenschaft(szweig) 1
discus, i m. (Wurf-) Scheibe 4
distalis, e rumpffern, von der Körpermitte entfernt gelegen, distal 12
distinguere (distinctum) unterscheiden 2
diureticus, a, um harntreibend 10
dividere (divisum) (ein)teilen 6
docere (doctum) (be)lehren 12
dolere schmerzen 22
dolor, oris m. Schmerz 12
dorsalis, e am Rücken gelegen, zur Rückseite, zum Rücken hin 4*
dorsum, i n. Rücken 4
dosis, is (eos) f. pharm. Gewichtsmenge, Dosis 7
ducere (ductum) führen, leiten 2
ductulus, i m. kleiner Gang 15*
ductus, us m. (Verbindungs-) Gang, Kanal 9; ductus deferens Samenleiter 21
duodenalis, e zum Zwölffingerdarm gehörend, Zwölffingerdarm- 17
duodenum, i n. Zwölffingerdarm 17*
durus, a, um hart 7
dysakusis, is (eos) f. Schwerhörigkeit, krankhafte Überempfindlichkeit des Gehörs 18

E

e (Abl.) aus 1
educere (eductum) herausführen 12*
effectus, us m. Wirkung 15*
efferens, ntis (efferre, elatum) herausführend, efferent; zentrifugal 7
efficere (effectum) bewirken, hervorrufen 6
ellipsoideus, a, um ellipsenähnlich, Ellipsen- 12
eminentia, ae f. Erhöhung, Vorsprung, Höcker 20
emittere (emissum) herauslassen 18*
enamelum, i n. Zahnschmelz 15
encephalicus, a, um zum Enzephalon gehörend, Gehirn- 5*
encephalon, i n. Gehirn 5
epicondylus, i m. Fortsatz auf dem Gelenkfortsatz, Epicondylus 5
epicranius, a, um auf dem Schädel liegend 18*
epidermis, is f. Oberhaut, Epidermis 17
epigastricus, a, um zur Oberbauchgegend gehörend, in der Oberbauchgegend liegend 13*
epigastrium, i n. Oberbauchgegend, Magengrube 13
epiglotticus, a, um zum Kehldeckel gehörend, Kehldeckel- 14
epiglottis, idis f. Kehldeckel 14*
epiphysis, is (eos) f. Endstück des Röhrenknochens, Epiphyse, Zirbeldrüse 6
epithalamus, i m. das auf dem Thalamus liegende Hirngebiet, Epithalamus 18*
erector, oris m. Aufrichter, Strecker 14
esse sein 1
et und, auch 1; et quidem und zwar 6
ethmoidalis, e zum Siebbein gehörend, Siebbein- 9
ex (Abl.) aus 1

excitare anregen 22
excoquere (excoctum) auskochen 12*
exemplum, i n. Beispiel 5
exercere (se) üben (sich) 22
exspirare ausatmen, exspirieren 17
exsugere (exsuctum) aussaugen 12*
extendere (extentum, extensum) ausstrecken 11
extensio, onis f. (Aus-) Streckung 12*
extensor, oris m. Strecker 11
externus, a, um äußere 2
extrahere (extractum) herausziehen, extrahieren 22
extremitas, atis f. Endteil eines Organs, Pol, Extremität 12

F

facere (factum) machen, tun 6
facialis, e zum Gesicht gehörend, Gesichts- 10*
facies, ei f. (Außen-) Fläche, Gesicht 10
falciformis, e sichelförmig 20
falx, falcis f. Sichel 20*
famula, ae f. Gehilfin 2
famulus, i m. Gehilfe 3*
fascia, ae f. Binde, Muskelhülle, Faszie 3
fasciculatus, a, um Bündel-, mit Strängen versehen 8*
fasciculus, i m. Bündel, Muskel-, Nervenbündel 8
fasciola, ae f. Bändchen, kleine Binde 6*
fasciolaris, e zur kleinen Binde gehörend 8*
febris, is f. Fieber 6
femina, ae f. Frau 20
femininus, a, um weiblich, zur Frau gehörend 21*
femoralis, e zum Oberschenkel gehörend, Oberschenkel- 13*
femur, oris n. Oberschenkel(knochen), Schenkelbein 13

Sechster Teil: Lateinisch-deutsches Wörterverzeichnis

fieri werden 22
fibra, ae f. Faser 4
fibrocartilagineus, a, um zu den Zwischenwirbelscheiben gehörend, Faser- Knorpel- 7*
fibrosus, a, um faserreich, fibrös 4
fibula, ae f. Wadenbein 2
fibularis, e zum Wadenbein gehörend, Wadenbein- 2*
fibulocalcanearis, e Waden-Fersenbein- 6*
filia, ae f. Tochter 2
filiformis, e fadenförmig 7
filius, i m. Sohn 3*
filtrare klären, filtern 2
filum, i n. Faden 7
fingere (fictum) bilden 10
firmare sichern, stützen 4
fissura, ae f. Spalte, Einriß, Fissur 14
flectere (flexum) beugen, biegen 11
flexio, onis f. Biegung 12*
flexor, oris m. Beuger 11
flexura, ae f. Biegung, Flexur 4
fluctuans, ntis (fluctuare) wogend; frei endigend, frei beweglich 7
foliatus, a, um mit Blättern besetzt, Blätter- 7
folium, i n. Blatt 7
folliculus, i m. kleiner Schlauch, Bläschen, Balgdrüse, Follikel 12
foramen, inis n. Loch, Öffnung 13
forma, ae f. Gestalt, Form 3
formare bilden, formen 15
formatio, onis f. Bildung, Anordnung 21*
fortis, e stark 7
fortitudo, inis f. Stärke, Tapferkeit 21*
fossa, ae f. (längliche) Grube 1
fossula, ae f. kleine (längliche) Grube 6*
fovea, ae f. (rundliche) Grube 1
foveola, ae f. Grübchen, kleine Grube, kleine Vertiefung 6*
fractura, ae f. Bruch, Fraktur 2
frenulum, i n. Bändchen, kleine (Schleim-) Hautfalte 12
frigidus, a, um kalt 22
frontalis, e zur Stirn gehörend, stirnwärts, stirnseitig, Stirn- 6
frontooccipitopontinus, a, um Stirnbein-Hinterhauptsbein-Brücken- 21*
frontoparietalis, e Stirnbein-Scheitelbein- 18*
frontopontinus, a, um Stirnbein-Brücken- 21*
functio, onis f. Verrichtung, Funktion 21
funda, ae f. Schleuder 7
fundiformis, e schleuderförmig 7
fungiformis, e pilzförmig 7
fungus, i m. Pilz 7
fusiformis, e spindelförmig 11
fusus, i m. Spindel 11

G

gallus, i m. Hahn 6
ganglion, i n. Nervenknoten; chir. Überbein 5
gangliosus, a, um ganglienreich, Ganglien- 6*
gaster, gastris f. Bauch 18
gastricus, a, um zum Magen gehörend, den Magen betreffend, Magen- 18*
gastritis, idis f. Magenschleimhautentzündung 18*
gastrocolicus, a, um Magen-Dickdarm- 18*
gastroduodenalis, e Magen-Zwölffingerdarm- 18*
gastroduodenitis, idis f. Entzündung des Magens und des Zwölffingerdarms 20*
gastropancreaticus, a, um Magen-Bauchspeicheldrüsen- 18*
gastrula, ae f. Magenlarve, Urdarm 18*

gemellus, a, um doppelt, Zwillings- 16
geniculatus, a, um knieförmig,
   Knie-; mit Knötchen versehen 12*
geniculum, i n. kleines Knie, knie-
   artige Biegung, knotige Verdickung 10*
geniohyoideus, a, um Kinn-Zungen-
   bein- 19
genu, us n. Knie 10
gingiva, ae f. Zahnfleisch 12
gingivalis, e zum Zahnfleisch
   gehörend, Zahnfleisch- 12*
gingivitis, idis f. Zahnfleischentzündung, Gingivitis 12
glandula, ae f. Drüse 7; glandulae
   areolares Milchdrüsen im Warzenhof, Duftdrüsen 17; glandulae
   suprarenales Nebennieren 17
glandularis, e zur Drüse gehörend,
   Drüsen- 7*
glossoepiglotticus, a, um Zungen-
   Kehldeckel- 18
glossopharyngeus, a, um zu Zunge
   und Schlund gehörend, Zungen-
   Schlund- 18
glut(a)eus, a, um zum Gesäßmuskel
   gehörend, Gesäß(muskel-) 13
gomphosis, is (eos) f. Einzapfung,
   Gomphose 6
gracilis, e schlank, dünn 7
granularis, e körnig, gekörnt,
   körnerreich 16
granulum, i n. Körnchen 16*
griseus, a, um grau 1
grossus, a, um grob 22
gustus, us m. Geschmack(ssinn) 9
gyrus, i m. (Hirn-) Windung 18

H

habere (habitum) haben 5
hallux, ucis m. große Zehe 14
haustrum, i n. Ausbuchtung 5
hemisphaerium, i n. Halbkugel,
   Hemisphäre 18

hepar, atis n. Leber 13
hepaticus, a, um zur Leber gehörend, Leber- 13*
hepatitis, idis f. Leberentzündung 13
hepatocolicus, a, um Leber-Dick-
   darm- 13*
hepatoduodenalis, e Leber-Zwölf-
   fingerdarm- 17*
hepatogastricus, a, um Leber-
   Magen- 18*
hernia, ae f. (Eingeweide-) Bruch,
   Vorfall, Hernie 8
hiatus, us m. Schlitz, Spalt, Öffnung 9
hilitis, idis f. Entzündung des
   (Lungen-) Hilus 14*
hilus, i m. Gefäßein-, -austritts-
   pforte, Hilus 11
homo, inis m. Mensch 14
horizontalis, e waagerecht, horizontal 14
humeralis, e zum Oberarmknochen
   gehörend, Oberarm- 3*
humeroradialis, e Oberarm-
   Speichen- 9*
humeroulnaris, e Oberarm-Ellen- 4*
humerus, i m. Oberarm(bein) 3
humidus, a, um feucht 10
hyoideus, a, um zum Zungenbein
   gehörend, Zungenbein- 19
hypakusis, is (eos) f. Schwerhörigkeit 18
hyperakusis, is (eos) f. krankhafte
   Feinhörigkeit 18
hypochondriacus, a, um unter den
   Rippenknorpeln liegend 18
hypogastricus, a, um zur Unterbauchgegend gehörend, Unter-
   bauchgegend- 18
hypogastrium, i n. Unterbauchgegend 13
hypoglossus, a, um unter der Zunge
   verlaufend, die Zungenmuskulatur
   versorgend 18

hypophysialis, e zur Hypophyse gehörend, Hypophysen- 6
hypophysis, is (eos) f. unterer Hirnanhang, Hirnanhangsdrüse, Hypophyse 6
hypothalamus, i m. unterhalb des Thalamus gelegene Region 18*

I

iliacus, a, um Darmbein- 15*
ilicus, a, um (vet.) Darmbein- 22*
iliocostalis, e Darmbein-Rippen- 14
iliofemoralis, e Darmbein-Oberschenkel- 15*
iliohypogastricus, a, um Darmbein-Unterbauch- 18*
ilioinguinalis, e Darmbein-Leisten- 15*
iliolumbalis, e Darmbein-Lenden- 15*
iliopectineus, a, um Darmbein-Schambein- 15*
iliopubicus, a, um Darmbein-Schambein- 15*
iliosacralis, e Darmbein-Kreuzbein- 15*
iliotibialis, e Darmbein-Schienbein- 15*
illinere (illitum) überziehen (mit etw.) 15
imprimere (impressum) eindrücken 12*
imus, a, um unterste 16
in (Akk. od. Abl.) in, an, auf 1
incidere (incisum) einschneiden, inzidieren 8
incisivus, a, um zu den Schneidezähnen gehörend 15
incisura, ae f. Einschnitt, Inzisur 1
includere (inclusum) ein-, umschließen 3
incoquere (incoctum) hineinkochen 12*
incus, udis f. Amboß 15

index, icis m. Anzeiger; anat. Zeigefinger 14
inducere (inductum) hineinführen 12*
induratus, a, um verhärtet, hart 14
inesse darin sein, enthalten sein 12*
inferior, ius unterer, weiter unten gelegen 12
infimus, a, um unterste 16
inflammare entflammen, -zünden 19*
inflammatio, onis f. Entzündung 12
infra (Akk.) unterhalb 1
infraclavicularis, e unterhalb des Schlüsselbeins liegend 13*
infraorbitalis, e unterhalb der Augenhöhle liegend 5*
infrapalpebralis, e unterhalb des Augenlids liegend 5*
infrapatellaris, e unterhalb der Kniescheibe liegend 6*
infrapiriformis, e unterhalb des birnenförmigen Muskels liegend 7*
infrascapularis, e unterhalb des Schulterblattes liegend 5*
infraspinatus, a, um unterhalb der Schulterblattgräte liegend 1
infrasternalis, e unterhalb des Brustbeins liegend 4*
infratemporalis, e unterhalb der Schläfe liegend (verlaufend) 10
infratrochlearis, e unterhalb der Rolle liegend 5*
infundere (infusum) hineingießen 10
infundibulum, i n. Trichter, trichterförmiger Körperteil 9
inguinalis, e zur Leistengegend gehörend, Leisten-, inguinal 8
inscribere (inscriptum) hineinschreiben, betiteln 12*
insertio, onis f. Ansatzstelle, Anheftung 12
inspicere (inspectum) besichtigen, untersuchen 2

intendere (intentum, intensum)
hinein-, anspannen 12*
inter (Akk.) zwischen 2
interalveolaris, e zwischen den
Alveolen liegend 15*
intercarpeus, a, um zwischen den
Knochen der Handwurzel
liegend 4
intercartilagineus, a, um zwischen
den Knorpeln liegend 7*
interclavicularis, e zwischen den
Schlüsselbeinen liegend 3*
intercondylaris, e zwischen den
Gelenkfortsätzen liegend 13*
intercostalis, e zwischen den Rippen
liegend, Zwischenrippen- 3
intercruralis, e zwischen den
Schenkeln liegend 13*
interdentalis, e zwischen den
Zähnen liegend 15*
interdigitalis, e zwischen den Fingern
bzw. Zehen liegend 10*
interdum (Adv.) bisweilen, in manchen Fällen 5
interfoveolaris, e zwischen den
Gruben liegend 8*
interiliacus, a, um zwischen den
Darmbeinen liegend 15*
interlaminaris, e zwischen den Platten
liegend 3*
interlobaris, e zwischen den einzelnen Lungenlappen liegend 18*
interlobularis, e zwischen den
(Lungen-) Läppchen liegend 12*
intermedius, a, um in der Mitte
liegend 5*
intermetacarpeus, a, um zwischen
den Mittelhandknochen liegend 20
intermuscularis, e zwischen den
Muskeln liegend 5*
internus, a, um innere 2
interosseus, a, um zwischen den
Knochen liegend 15*
interpeduncularis, e zwischen den
Stielen (Schenkeln) liegend 13

interphalangeus, a, um zwischen
den Finger- bzw. Zehengliedern
befindlich 17*
interradicularis, e zwischen den
Wurzeln liegend 17
interscapularis, e zwischen den
Schulterblättern liegend 5*
intersecare (intersectum) durch-,
auseinanderschneiden 21*
intersectio, onis f. Unterbrechung,
Einschnitt 17
interspinalis, e zwischen den Dornfortsätzen der Wirbel liegend 3*
interthalamicus, a, um zwischen den
Sehhügeln liegend 6*
intertrochantericus, a, um zwischen
den Rollhügeln liegend 16
intertubercularis, e zwischen den
kleinen Höckern liegend 5*
interventricularis, e zwischen den
Ventrikeln (Herzkammern) liegend
5*
intervertebralis, e zwischen den
Wirbeln liegend, Zwischenwirbel-
3*
intestinum crassum Dickdarm 12
intimus innerste 2
intra (Akk.) innerhalb 17
intraarticularis, e innerhalb des
Gelenkes liegend 19
intrajugularis, e innerhalb der
Drosselgrube liegend 17
intralaminaris, e innerhalb der
Schicht/Platte liegend 19*
intraoccipitalis, e innerhalb des
Hinterhauptsbeines liegend 19*
intrapelvinus, a, um innerhalb des
Beckens liegend 19*
intratendineus, a, um innerhalb der
Sehnen liegend 19*
invadere (invasum) eindringen 21
iridicus, a, um Regenbogenhaut- 20*
iridocornealis, e Iris-Hornhaut- 20
iris, idis f. Regenbogenhaut des
Auges, Iris 12

iritis, idis f. Entzündung der Regenbogenhaut, Iritis 12
ischiadicus, a, um zum Gesäß, zur
  Hüfte gehörend, Sitzbein- 15*
ischiofemoralis, e Sitzbein-Ober-
  schenkel- 15*
isthmus, i m. Enge, verengte Stelle 14
iterare wiederholen 22

J

jugularis, e zum Jugulum bzw. zur
  Vena jugularis (Drosselvene) gehörend 4
jugulum, i n. Kehle, Drosselgrube 4
junctura, ae f. Verbindung,
  Junktur 6
jungere (junctum) verbinden 4

L

labialis, e zu den Lippen gehörend,
  Lippen-, lippenwärts 13*
labium, i n. Lippe, Randleiste 13
laborare arbeiten, leiden (an) 3
labyrinthicus, a, um zum Labyrinth
  gehörend, Labyrinth- 14
labyrinthus, i m. Labyrinth 14
lacerare zerfetzen, -fleischen 8
lacrima, ae f. Träne 10
lacrimalis, e zu den Tränen(organen)
  gehörend 10
lacus, us m. See 10
lambdoideus, a, um lambdaähnlich,
  -förmig 5
lamina, ae f. dünne Platte, Schicht,
  Blatt 2
laryngeus, a, um zum Kehlkopf
  gehörend, Kehlkopf- 14*
laryngitis, idis f. Kehlkopfentzündung 14*
larynx, laryngis m. Kehlkopf 14
lateralis, e seitlich, seit-, auswärts,
  lateral 10
latitudo, inis f. Weite, Breite 21*
latus, a, um weit, breit 3

lenire (lenitum) lindern 18
levare heben, erleichtern 11
levatio, onis f. das Heben 12*
levator, oris m. Heber 11
liber, libera, liberum frei, nicht
  befestigt 5
lien, lienis m. Milz 11
lienalis, e zur Milz gehörend, Milz-
  11*
ligamentum, i n. Band 4
linea, ae f. Linie, Streifen, Knochen-
  leiste 2
lingua, ae f. Zunge, Sprache 5
lingualis, e die Zunge betreffend, zur
  Zunge gehörend 5*
lingula, ae f. kleine Zunge, Züng-
  lein 6*
linguofacialis, e Zungen-Gesichts-
  20*
lobulus, i m. Läppchen 12
lobus, i m. Lappen 12*
longissimus, a, um längste; anat.
  lang 14
longitudinalis, e längsgerichtet, -ver-
  laufend, longitudinal 16
longitudo, inis f. Länge 21*
longus, a, um lang 3
lumbalis, e zur Lende gehörend,
  Lenden-, lumbal 1
lumbocostalis, e Lenden-Rippen-
  13*
lumbosacralis, e Lenden-Kreuz-
  bein- 18*
lumbus, i m. Lende 9*
luna, ae f. Mond 9*
lunatus, a, um mondförmig 20

M

magnitudo, inis f. Größe 21*
magnus, a, um groß 3
major/jus größer; anat. groß 16
malignus, a, um bösartig 8
malleus, i m. Hammer 15
malus, a, um schlecht, böse 10

mamilla, ae f. Brustwarze 14*
mamillaris, e brustwarzenähnlich,
  zur Brustwarze gehörend 13
mandere (mansum) (zer)kauen,
  beißen 11
mandibula, ae f. Unter-
  kiefer 11
mandibularis, e zum Unterkiefer
  gehörend, Unterkiefer- 11*
manubrium, i n. Handgriff 4
manus, us f. Hand 10
marginalis, e zum Rand gehörend,
  Rand- 14*
margo, inis m. Rand; anat. Kante,
  Randleiste 14
massa, ae f. Verdickung, Masse;
  pharm. Füllstoff 16
masseter, eris m. Kaumuskel 11
massetericus, a, um zum Kaumuskel
  gehörend, Kaumuskel- 11*
mastoideus, a, um zum Warzenfort-
  satz gehörend, warzenähnlich,
  Warzenfortsatz- 15
mater, tris f. Mutter 21
maxilla, ae f. Oberkiefer 9
maxillaris, e zum Oberkiefer gehörend, den Oberkiefer betreffend 9*
maximus, a, um größte; anat. groß
  16
meatus, us m. Gang 9
medialis, e nach der Mittelebene des
  Körpers zu gelegen, mittelwärts,
  einwärts 2*
medianus, a, um auf die Mittelebene
  bezogen, durch die Mittelebene
  gehend 10
medica, ae f. Ärztin 2
medicamentum, i n. Heilmittel,
  Medikament, Gift 4
medicina, ae f. Medizin, Heilkunde,
  -mittel 1
medicinalis, e zur Medizin gehörend,
  Medizinal- 1*
medicus, i m. Arzt 3

mediocarpeus, a, um im Innern der
  Handwurzel befindlich, zwischen
  den beiden Reihen der Handwurzel liegend 10*
medius, a, um mittlere 2
medulla, ae f. Mark 1
medullaris, e zum Mark gehörend 1*
meningeus, a, um zur Hirnhaut
  gehörend, Hirnhaut- 12*
meningitis, idis f. Entzündung der
  Hirn- und Rückenmarkshüllen,
  Meningitis 12
meninx, ngis f. Hirn-, Rückenmarks-
  haut 12
meniscofemoralis, e Meniskus-
  Oberschenkel- 19
meniscus, i m. scheibenförmiger
  Zwischenknorpel, Meniskus 19
mesencephalicus, a, um zum Mittelhirn gehörend, das Mittelhirn betreffend 8*
mesencephalon, i n. Mittelhirn 8
mesocardium, i n. doppelblättriges
  Herzgekröse 18*
mesocolicus, a, um zum Dickdarmgekröse gehörend 5
mesocolon, i n. Dickdarmgekröse 4
mesogastrium, i n. Mittelbauch-
  gegend 13
mesohepaticum, i n. Bauchfelldupli-
  katur zwischen Leber und Zwerchfell bzw. der vorderen Bauchwand
  18*
metacarpalis, e zur Mittelhand
  gehörend, Mittelhand- 10*
metacarpophalangeus, a, um Mittel-
  hand-Fingerglied-, Finger-
  knochen- 14*
metacarpus, i m. Mittelhand 10
metaphysis, is (eos) f. Teil des Röhrenknochens, Zwischenstück,
  Metaphyse 6
minimus, a, um kleinste; anat. klein
  11
minor/minus kleiner; anat. klein 16

minuere (minutum) vermindern 18
mirabilis, e wunderbar, Wunder- 6
miscere (mixtum) mischen 2
mixtura, ae f. Mischung, Mixtur 2
mobilis, e beweglich 7
mollis, e weich 7
morbus, i m. Krankheit 3
motorius, a, um der Bewegung dienend 11*
motus, us m. Bewegung 9
movere (motum) bewegen 3
mucosus, a, um schleimig, schleimabsondernd, Schleim-, mukös 5
multangulus, a, um vielwinklig, -eckig 7*
multi, ae, a viele 2
multiformis, e vielgestaltig, -förmig 7*
multinuclearis, e vielkernig, viele Kerne enthaltend 7* [7*
multiplex, icis vielfach, mannigfaltig
multitudo, inis f. Vielzahl 21*
muscularis, e zum Muskel gehörend, auf die Muskeln bezogen, muskulär 3*
musculocutaneus, a, um zur Haut und bestimmten Muskeln gehörend, Muskel-Haut- 7*
musculosus, a, um mit starken Muskeln versehen, muskulös 4*
musculotubarius, a, um Muskel-Tuben- 22*
musculus, i m. Muskel 3; M. iliopsoas Darmbein-Lendenmuskel 20; M. sartorius Schneidermuskel 16
mylohyoideus, a, um Unterkiefer-Zungenbein- 19
myologia, ae f. Muskellehre, Myologie 12

N

nasalis, e zur Nase gehörend, Nasen- 9*
nasofrontalis, e Nasen-Stirn- 15*
nasolabialis, e Nasen-Lippen- 13*
nasolacrimalis, e Nasen-Tränen- (Tränen-Nasen-) 9
nasomaxillaris, e Nasenbein-Oberkiefer- 19*
nasus, i m. Nase 9
natura, ae f. Natur 3
naturalis, e natürlich 3*
navicularis, e kahnförmig, Kahn- 20
ne (Konj.) nicht; damit nicht, daß nicht 22
nervinus, a, um Nerven- 10
nervosus, a, um nervig, nervenschwach, überreizt, nervös 4*
nervus, i m. Nerv 3
neuralgia, ae f. Nervenschmerz 22
nominare (be)nennen 2
non nein, nicht 2
nonnulli, ae, a einige 5
notus, a, um bekannt 5
nucleolus, i m. Kernkörperchen 6*
nucleus, i m. (Zell-) Kern 4
numerus, i m. (An-) Zahl 3
nutricius, a, um ernährend, versorgend, Ernährungs- 13
nutrire (nutritum) ernähren, versorgen 3

O

obliquus, a, um schräg verlaufend 3
oblongare verlängern 8
occipitalis, e zum Hinterhaupt gehörend, Hinterhaupts-, okzipital 6
occipitofrontalis, e Hinterhaupt-Stirn- 6*
occipitomastoideus, a, um Hinterhauptsbein-Warzenfortsatz- 22
occiput, pitis n. Hinterhaupt 14*
oculomotorius, a, um zum Bewegen des Auges dienend, die Augenmuskeln versorgend 3
oculus, i m. Auge 3
oesophageus, a, um zur Speiseröhre gehörend 10*

oesophagus, i m. Speiseröhre 5
olecranon, i n. Ellbogenhöcker 4
olfactomesencephalicus, a, um Geruchs-Mittelhirn- (Riech-) 18*
olfactorius, a, um der Geruchsempfindung dienend 11*
olfactus, us m. Geruchssinn 9
omentalis, e zum Netz gehörend, Netz- 5
omentum, i n. Netz 9*
omnis, e jeder; Plur. alle 16
omoclavicularis, e Schulter-Schlüsselbein- 22*
omohyoideus, a, um Schulter-Zungenbein- 19
ophthalmicus, a, um zum Auge gehörend, Augen- 22
opponere (oppositum) gegenüberstellen, entgegenstellen, opponieren 21
opticus, a, um zum Sehen bestimmt, das Sehen betreffend, Seh- 9
oralis, e zum Mund gehörend, Mund- 14*
orbicularis, e kreisförmig; anat. Ring- 11
orbiculus, i m. kleiner Kreis, kreis- oder ringförmiger Teil eines Organs 12*
orbita, ae f. Augenhöhle 3
orbitalis, e zur Augenhöhle gehörend, Augenhöhlen- 3
organum, i n. Organ 5
origo, inis f. Ursprung(sstelle) 12
oriri (ortus) entstehen 7
os, oris n. Mund, Mündung 14
os, ossis n. Knochen 15; o. coccygis Steißbein 15; o. hyoideum Zungenbein 19; o. ilium Darmbein 15; o. ischii Sitzbein 15; o. lunatum Mondbein 20; o. pubis Schambein 15; o. sacrum Kreuzbein 15; o. scaphoideum Kahnbein 20; o. triquetrum dreiseitiger (Handwurzel-) Knochen 20

oscitare gähnen 22
osseus, a, um aus Knochen bestehend, knöchern 15*
ossiculum, i n. Knöchelchen 15

P

paediater, tri m. Kinderarzt, Pädiater 3
palatinus, a, um zum Gaumen gehörend, Gaumen- 7
palatoglossus, a, um Gaumen-Zungen- 18*
palatopharyngeus, a, um zu Gaumen und Schlund gehörend, Gaumen-Schlund- 7
palatum, i n. Gaumen 7
palma, ae f. Handfläche 12*
palmaris, e zur Handfläche gehörend, palmar 12
palpare abtasten, palpieren 2
palpebra, ae f. Augenlid 4
palpebralis, e zum Augenlid gehörend, Augenlid- 4*
pancreas, atis n. Bauchspeicheldrüse 13
pancreaticus, a, um zur Bauchspeicheldrüse gehörend, Bauchspeicheldrüsen- 13*
pancreatitis, idis f. Bauchspeicheldrüsenentzündung 14*
papilla, ae f. Warze, warzenförmige Erhebung, Papille 7
papillaris, e warzenartig, -förmig 7*
paracolicus, a, um neben dem Dickdarm liegend 18*
parafascicularis, e neben dem Nervenbündel liegend 19*
parahippocampalis, e neben dem Hippocampus liegend 18
paranasalis, e neben der Nasenhöhle liegend 10
parapharyngeus, a, um neben dem Rachen liegend 18*
parare bereiten 22

parasternalis, e neben dem Brustbein liegend 18*
parasympathicus, i m. Parasympathicus 21
paraterminalis, e neben dem Ende (eines Organs) liegend 18
parathyroideus, a, um neben der Schilddrüse liegend 18*
parauterinus, a, um neben dem Uterus liegend 18*
paraventricularis, e neben der Hirnkammer liegend 18*
paries, etis m. Wand(schicht) 14
parietalis, e wandständig 14*
pars, partis f. Teil, Abschnitt 15; p. petrosa Felsenbeinteil, -pyramide 15
particula, ae f. kleiner Teil, Partikel 15*
parvus, a, um klein 13
patella, ae f. Kniescheibe 6
patellaris, e zur Kniescheibe gehörend, Kniescheiben- 6*
pecten, inis m. Kamm 20*
pectineus, a, um zum oberen Schambein gehörend, Schambein- 13*
pectiniformis, e kammförmig 21*
pectoralis, e zur Brust gehörend, Brust- 16
pectus, oris n. Brust 17*
pedunculus, i m. Stiel (Füßchen) 14*
pelvinus, a, um zum Becken gehörend, Becken- 17*
pelvis, is f. Becken 15
per (Akk.) durch 10
percutere (percussum) abklopfen, perkutieren 2
perforare durchbohren, perforieren 21
periarthritis, idis f. Entzündung der ein Gelenk umgebenden Teile 18
perichondritis, idis f. Knorpelhautentzündung 18
perichondrium, i n. Knorpelhülle 18

periodontitis, idis f. Wurzelhautentzündung 18
periodontium, i n. Zahnwurzelhaut 18
peritus, a, um (Gen.) erfahren, kundig (in) 22
permanens, ntis (permanere, permansum) bleibend, permanent 15
peron(a)ealis, e zum Wadenbein gehörend, Wadenbein- 7
peron(a)eus, a, um zum Wadenbein gehörend, Wadenbein- 7
pertinere sich erstrecken 4
pertussis, is f. Keuchhusten 6
pervenire (perventum) gelangen 16
pes, pedis m. Fuß 11
petrooccipitalis, e Felsenbein-Hinterhauptsbein- 15*
petrosus, a, um felsig, Felsenbein- 15
petrotympanicus, a, um Felsenbein-Paukenhöhlen- 15*
phalangeus, a, um zum Fingerglied, Zehenglied gehörend, Finger- bzw. Zehenknochen- 14*
phalanx, angis f. Finger-, Zehenglied 14
pharyngeus, a, um zum Schlund gehörend, Schlund- 9
pharynx, ngis m. Rachen, Schlund 14
phonatio, onis f. Stimmbildung, Phonation 19
pilula, ae f. Pille 22
pinealis, e zur Zirbeldrüse gehörend, Zirbeldrüsen- 9
piriformis, e birnenförmig 7
pirum, i n. Birne 7
pisiformis, e erbsenförmig, Erbsen- 20
pisometacarpeus, a, um Erbsenbein-Mittelhand- 20*
planta, ae f. Pflanze; anat. Fußsohle 11
plantaris, e zur Fußsohle gehörend, Fußsohlen- 11*

planus, a, um eben, flach,
  glatt 4
platysma, atis n. (platter) Hautmuskel des Halses, Halshautmuskel 19
pleura, ae f. Brustfell 9*
pleuralis, e zum Brustfell gehörend,
  pleural 9
pleurovertebralis, e Brustfell-
  Wirbel- 21*
plexus, us m. Geflecht 9
plica, ae f. Falte 5
pollex, icis m. Daumen 14
ponere (positum) setzen, stellen,
  legen 4
pons, pontis m. Brücke 21
pontinus, a, um Brücken- 21*
popliteus, a, um zur Kniekehle
  gehörend, Kniekehlen- 13
positus, us m. Lage 15*
post (Akk.) nach, hinter 12
posterior/ius hinterer, am weitesten
  dorsal gelegen 12
prae (Abl.) vor 15
praecipere (praeceptum) anweisen,
  vorschreiben 2
praelaryngealis, e vor dem Kehlkopf liegend 15*
praelaryngeus, a, um vor dem Kehlkopf liegend 15*
praepubicus, a, um vor dem Schambein liegend 15*
praeputialis, e zur Vorhaut
  gehörend, Vorhaut- 17
praeputium, i n. Vorhaut 17*
praepyloricus, a, um vor dem
  Pförtner liegend 15*
praepyramidalis, e vor der Pyramide
  liegend 15*
praesacralis, e vor dem Kreuzbein
  liegend 15*
praesternalis, e vor dem Brustbein
  liegend 15*
praeter (Akk.) außer 3
praeterea (Adv.) außerdem 3

praetrachealis, e vor der Luftröhre
  liegend 15*
praevertebralis, e vor dem Wirbel
  liegend 15*
primus, a, um erste 15
principalis, e Anfangs-, Haupt- 14
processus, us m. Fortsatz, Vorsprung 9
profundus, a, um tief(liegend) 7
prominens, ntis (prominere) her-
  vorragend, vorspringend 7
prominentia, ae f. Vorsprung, hervorragender Teil 19
prominere hervor-, herausragen 6
promontorium, i n. Vorgebirge,
  Vorsprung, Vorwölbung 18
pronare einwärtsdrehen, neigen 11
pronator, oris m. Einwärtsdreher,
  Neiger 11
proprius, a, um eigen, allein zu-
  gehörig 6
protuberantia, ae f. Hervorragung,
  Knochenvorsprung 6
proximalis, e rumpfwärts, der
  Körpermitte zu gelegen, proximal
  12
pubes, is f. Schamgegend, Scham-
  haare 15
pubicus, a, um zur Schambein-
  gegend gehörend, Schambein- 6
pubofemoralis, e Schambein-Ober-
  schenkel- 15*
puer, eri m. Junge 3
pulmo, onis m. Lunge 14
pulmonalis, e zur Lunge gehörend,
  Lungen- 14
pulpa, ae f. Zahnmark, Mus 4
pulposus, a, um aus weicher Masse
  bestehend 4
pulsatio, onis f. das Klopfen,
  Schlagen, Pulsation 12
pulvinar, aris n. Kissen, Polster
  (Teil des Sehhügels), Höcker 6
punctum, i n. Punkt 10
pungere (punctum) stechen 8

pupilla, ae f. Pupille 4
pupillaris, e zur Pupille gehörend,
 Pupillen- 4*
pustula, ae f. Eiterbläschen, Pustel
 10
pyloricus, a, um zum Magenpförtner gehörend, Magenpförtner- 5*
pylorus, i m. Pförtner, Magenausgang 5
pyramidalis, e pyramidenförmig,
 Pyramiden- 13
pyramis, idis f. Pyramide 14*

Q

quadrangularis, e vierwinklig 18
quadratus, a, um viereckig,
 quadratisch 3
quadriceps, cipitis vierköpfig 13
quam (nach Komparativ) als 16
quartus, a, um vierte 9
quattuor vier 9
-que und 1
quinque fünf 9
quintus, a, um fünfte 11

R

radialis, e zur Speiche gehörend,
 Speichen- 4*
radiatio, onis f. Strahlung 21*
radiatus, a, um mit Strahlen versehen, strahlenförmig, strahlend,
 Strahlen- 19
radiocarpeus, a, um Speichen-Handwurzel- 12*
radioulnaris, e Speichen-Ellen- 5*
radius, i m. Speiche; Strahl 4
radix, icis f. Wurzel, Ursprungsstelle 12
ramulus, i m. kleiner Ast 16*
ramus, i m. Ast, Zweig 16
raphe, es f. Naht 2

recens, ntis frisch 22
recessus, us m. Vertiefung, Einbuchtung, Mulde; anat. auch
 Tasche 9
recipere (receptum) zurück-, aufnehmen 2
reconvalescere genesen 22
rectus, a, um gerade, richtig 3
recurrens, ntis (recurrere, recursum) zurückführend, zurücklaufend, rückläufig, wiederkehrend 17
recurvatus, a, um rückwärts
 gekrümmt 10
reducere (reductum) zurückführen
 12*
reflectere (reflexum) zurückbiegen
 12*
regio, onis f. (Körper-) Gegend,
 Abschnitt, Region 12
reicere (reiectum) zurück-, verweisen 22
reiterare wiederholen 22
remedium, i n. Heilmittel 6
removere (remotum) zurückbewegen, entfernen 12*
ren, renis m. Niere 11
renalis, e die Niere betreffend, zu
 der Niere gehörend 11
renculus, i m. Nierenläppchen 21*
repetere (repetitum) wiederholen 22
replere (repletum) an-, ausfüllen 15
respirare atmen 19*
respiratio, onis f. Atmung,
 Respiration 19
retardare hemmen 21
rete, retis n. Netz, Blutgefäßgeflecht 6
reticularis, e netzartig, zu einem
 Netz gehörend 8
reticulum, i n. kleines Netz,
 Geflecht aus Nervenfasern 6*
retinaculum, i n. Halteband 10
retroauricularis, e hinter der Ohrmuschel liegend 17*

retroflectere (retroflexum) zurückbiegen, nach hinten abknicken 8
retroflexio, onis f. Abknickung nach
  hinten, Rückwärtsabknickung 17
retromandibularis, e hinter dem
  Unterkiefer liegend 17*
retromaxillaris, e hinter dem Oberkiefer liegend 17*
retrooesophageus, a, um hinter der
  Speiseröhre liegend 17*
retropharyngeus, a, um hinter dem
  Schlund liegend 17
retropubicus, a, um hinter dem
  Schambein liegend 17*
retroversio, onis f. Neigung nach
  hinten, Rückwärtsneigung 17
rhaphe, es f. Naht 2
rhinencephalon, i n. Riechhirn 8
rhombencephalon, i n. Rautenhirn
  16*
rhomboideus, a, um rautenförmig 16
roborare stärken 18
rubor, oris m. (entzündliche) Röte
  12

S

sacciformis, e sackförmig 21*
sacculus, i m. Säckchen, taschen-
  artige Ausbuchtung im Hohl-
  organ 10*
saccus, i m. Sack 10
sacralis, e zum Kreuzbein
  gehörend, Kreuzbein- 10
sacroiliacus, a, um Kreuzbein-
  Darmbein- 15*
sacropelvinus, a, um Kreuzbein-
  Becken- 17*
sacrospinalis, e Kreuzbein-Stachel-,
  Kreuzbein-Spina- (des Sitzbeins)
  15*
sacrotuberalis, e Kreuzbein-Höcker-
  19*
sal, salis m. und n. Salz 22
sanare heilen 2

saphenus, a, um verborgen, ver-
  bergend 20
sartorius (musculus) Schneidermuskel 20
scabies, ei f. Krätze, Räude 10
scaphoideus, a, um kahnförmig 20
scapula, ae f. Schulterblatt 1
scapularis, e zum Schulterblatt
  gehörend, Schulterblatt- 1*
sclera, ae f. Lederhaut, feste Hülle
  des Augapfels, Sklera 20
scribere (scriptum) schreiben 8
scriptor, oris m. Schriftsteller 21*
secare (sectum) (zer)schneiden 18
sella, ae f. Sattel 6
sellaris, e zum Türkensattel gehörend, vom T. ausgehend, sattel-
  förmig 6*
semicanalis, is m. Halbkanal, Rinne
  17*
semilateralis, e halbseitig, einseitig,
  semilateral 17*
semilunaris, e halbmondförmig 9
semimembranosus, a, um halb-
  häutig 20
semispinalis, e halbdornig, halb zum
  Dornfortsatz gehörend 17*
semitendineus, a, um (vet.) halbsehnig 20
semitendinosus, a, um halbsehnig 20
sensus, us m. Sinn, Gefühl,
  Empfindung 9
sentire (sensum) fühlen, wahr-
  nehmen 12
separare trennen 13
septimus, a, um siebente 7
serratus, a, um sägeförmig, gezähnt 3
seu oder 2
siccus, a, um trocken 10
sigmoideus, a, um sigmaähnlich,
  -förmig 5
signare mit einem Zeichen versehen,
  bezeichnen 22
similis, e ähnlich 18
similitudo, inis f. Ähnlichkeit 21*

simplex, icis einfach 7
simplicitas, atis f. Einfachheit 13*
sine (Abl.) ohne 15
sinister, sinistra, sinistrum links 3
sinus, us m. Hohlraum, Vertiefung, Ausbuchtung, Blutleiter 10; sinus paranasales Nasennebenhöhlen 10
sinusitis, idis f. Nebenhöhlenentzündung 21*
sitis, is f. Durst 6
situs, a, um gelegen 1
situs, us m. Lage 12
sive oder 2
spatium, i n. Raum, Zwischenraum 17
specialis, e zur (besonderen) Art gehörend, Spezial- 10*
species, ei f. Art; Plur. Teesorten 10
spectare sehen, betrachten 1
spes, spei f. Hoffnung 22
sphaeroideus, a, um kugelförmig, Kugel- 12
sphenoethmoidalis, e Keilbein-Siebbein- 9
sphenoidalis, e keilförmig, zum Keilbein gehörend, Keilbein- 9
sphenopalatinus, a, um Keilbein-Gaumen(bein)- 9*
sphenoparietalis, e Keilbein-Scheitelbein- 21*
sphincter, eris m. Schließmuskel, Verengerer 11
spina, ae f. Dorn, Stachel, Gräte, knöcherner Vorsprung 1; sp. scapulae Schulterblattgräte 1
spinalis, e dornig, dornartig, zur Wirbelsäule, zum Rückenmark gehörend 1*
spinosus, a, um stachelig, dornig 4*
spinothalamicus, a, um Rückenmark-Sehhügel- 6*
spurius, a, um falsch 15
squama, ae f. Schuppe 9*
squamosus, a, um schuppig, schuppenreich, Schuppen- 6

stapes, edis m. Steigbügel 15
statuere (statutum) beschließen, hinstellen, festsetzen 2
status, us m. Zustand 22
sternalis, e zum Brustbein gehörend, Brustbein- 1
sternoclavicularis, e Brustbein-Schlüsselbein- 4*
sternocleidomastoideus, a, um Brustbein-Schlüsselbein-Warzenfortsatz- 19
sternocostalis, e Brustbein-Rippen- 4*
sternohyoideus, a, um Brustbein-Zungenbein- 19
sternothyroideus, a, um Brustbein-Schildknorpel- 14*
sternum, i n. Brustbein 4
sternutare (sternuere) niesen 22
stria, ae f. Streifen 8
striatus, a, um gestreift, streifenförmig 8*
studiosa, ae f. Studentin 1
studiosus, i m. Student 3*
stylohyoideus, a, um Griffelfortsatz-Zungenbein- 19
stylopharyngeus, a, um Griffelfortsatz-Rachen- 19
sub (Akk. oder Abl.) unter 3
subacromialis, e unter der Schulterhöhe liegend 13*
subaponeuroticus, a, um unter der Sehnenplatte liegend 6*
subclavius, a, um unter dem Schlüsselbein liegend 17
subcostalis, e unter der Rippe liegend 3
subcutaneus, a, um unter der Haut liegend 7*
subcutis, is f. Unterhaut(zellgewebe), Subkutis 17
subdeltoideus, a, um unter dem Deltamuskel liegend 3*
subfascialis, e unter der Faszie liegend 3*

subhyoideus, a, um unter dem Zungenbein liegend, Unterzungenbein- 19*
sublingualis, e unter der Zunge liegend 6*
submandibularis, e unter dem Unterkiefer liegend 11*
submuscularis, e unter dem Muskel liegend 3*
suboccipitalis, e unter dem Hinterhauptsbein liegend 11*
suborbitalis, e unter der Augenhöhle liegend 9*
subpatellaris, e unter der Kniescheibe liegend 6*
subperitonealis, e unter dem Brustfell liegend 17*
subscapularis, e unter dem Schulterblatt liegend 3*
substantia, ae f. Bestandteil, Substanz 1
subtalaris, e unter dem Sprungbein liegend 14
subthalamicus, a, um unter dem Sehhügel liegend 6*
subtilis, e fein 22
sudor, oris m. Schweiß 17*
sudorifer, fera, ferum schweißtreibend, Schweiß- 17
sugere (suctum) saugen 10
sulcomarginalis, e Rillen-Rand- 15*
sulcus, i m. Rinne, Furche, Rille (der Haut) 4
sumere (sumptum) nehmen 22
super (Akk.) über 4
superciliaris, e zu den Augenbrauen gehörend, Augenbrauen- 4*
supercilium, i n. Augenbraue 4
superficialis, e oberflächlich 7
superior/ius oberer, weiter oben gelegen 12
supinator, oris m. Auswärtsdreher 11
supra (Akk.) oberhalb 1
suprachoroideus, a, um oberhalb der Aderhaut liegend 20

supraclavicularis, e oberhalb des Schlüsselbeins liegend 5*
supracondylaris, e über dem Gelenkfortsatz liegend 13*
supraopticus, a, um oberhalb des Sehstranges liegend 17*
supraorbitalis, e über der Augenhöhle liegend 5*
suprapatellaris, e oberhalb der Kniescheibe liegend 9*
suprapinealis, e oberhalb der Zirbeldrüse liegend 9
suprapleuralis, e oberhalb des Brustfells liegend 12*
suprarenalis, e oberhalb der Niere liegend, die Niere betreffend; glandula suprarenalis Nebenniere 11*
suprascapularis, e oberhalb des Schulterblattes liegend 6*
supraspinalis, e oberhalb der Schulterblattgräte liegend 5*
supraspinatus, a, um oberhalb der Schulterblattgräte liegend 1
suprasternalis, e oberhalb des Brustbeins liegend 5*
supratonsillaris, e oberhalb der Tonsillen liegend 7*
supratrochlearis, e oberhalb der Rolle liegend 8
supraventricularis, e oberhalb der Herzkammer liegend 5*
supremus, a, um oberste 16
sura, ae f. Wade 17
sutura, ae f. (Knochen-) Naht, Sutur 2
sympathicus, i m. Sympathicus 5
symphysialis, e zur Schambeinfuge gehörend 7*
symphysis, is (eos) f. Verwachsung, Vereinigung, Symphyse 6; s. pubica Schambeinfuge 6
synchondrosis, is (eos) Knochenverbindung durch Knorpelgewebe, Knorpelfuge, Synchondrose 6

syndesmosis, is (eos) f. Knochenverbindung durch Bindegewebe,
  Syndesmose 6
synergista, ae m. Zusammenwirker, Synergist 3
synovia, ae f. Gelenkschmiere 9*
synovialis, e zur Gelenkschmiere
  gehörend, mit G. gefüllt, G. ab-
  sondernd 6

T

tabula, ae f. Tafel 3
tactus, us m. Tastsinn, Berührung 9
taenia, ae f. Band, Gewebestreifen,
  Markstreifen 5
talaris, e zum Sprungbein
  gehörend, Sprungbein- 16*
talocalcaneofibularis, e Sprungbein-
  Fersenbein-Wadenbein- 22*
talocalcaneonavicularis, e Sprung-
  bein-Fersenbein-Kahn-
  bein- 20*
talocruralis, e Sprungbein-Unter-
  schenkel- 14
talonavicularis, e Sprungbein-
  Kahnbein- 21*
talus, i m. Sprungbein 14*
tangere (tactum) berühren 20
tarsalis, e Fußwurzel-, Lidknorpel-
  20*
tarsus, i m. Fußwurzel; Lidfaser-
  platte, Lidknorpel 20
tectorius, a, um ein Dach, eine
  Bedeckung bildend 11*
tegere (tectum) bedecken 4
tegmen, inis n. Decke, Dach 14
tegmentum, i n. Schutz, Decke,
  Haube 4
telencephalon, i n. Endhirn 8
tempora, um n. Schläfen 16
temporalis, e zum Schläfenbein
  gehörend, Schläfenbein- 15
temporomandibularis, e Schläfen-
  bein-Unterkiefer- 21*

temporopontinus, a, um Schläfen-
  bein-Brücken- 21*
temporozygomaticus, a, um
  Schläfenbein-Jochbein- 19*
tendere (tentum, tensum) spannen 11
tendineus, a, um sehnig, Sehnen- 14*
tendinitis, idis f. Sehnenentzündung
  14*
tendo, inis m. Sehne 14
tensor, oris m. Spanner 11
tenuis, e dünn, zart 16
teres, etis (länglich) rund 11
terminalis, e zum Ende führend, an
  einer Grenze verlaufend, End- 5*
terminare begrenzen 6
terminus, i m. Grenze, Ende; Fachausdruck, Terminus 5
tertius, a, um dritte 6
testicularis, e zum Hoden gehörend,
  Hoden-, testikulär 21
testis, is m. Hoden 21
thalamicus, a, um zum Sehhügel
  gehörend, Sehhügel- 6*
thalamocorticalis, e Sehhügel-
  Rinden- 21*
thalamostriatus, a, um Sehhügel-
  Streifenkörper- 21*
thalamus, i m. Sehhügel, Thalamus 6
thoracicus, a, um zum Brustkorb
  gehörend, Brustkorb, Brust- 1
thoracoacromialis, e Brustkorb-
  Schulter- 14*
thoracodorsalis, e Brust-(korb)-
  Rücken- 14*
thoracoepigastricus, a, um Brust-
  korb-Oberbauch- 17*
thoracolumbalis, e Brustkorb-
  Lenden 14*
thorax, acis m. Brustkorb, Thorax 14
thyreocervicalis, e Schildknorpel-
  Hals- 17*
thyreoepiglotticus, a, um Schild-
  knorpel-Kehldeckel- 14*
thyreohyoideus, a, um Schild-
  knorpel-Zungenbein- 19

thyreoideus, a, um schildförmig, zum Schildknorpel gehörend, Schildknorpel-, Schild- 14
tibia, ae f. Schienbein 2
tibialis, e zum Schienbein gehörend, Schienbein- 2*
tibiocalcanearis, e Schienbein-Fersenbein- 6*
tibiofibularis, e Schienbein-Wadenbein- 4*
tibionavicularis, e Schienbein-Kahnbein- 21*
tonsilla, ae f. Mandel, Tonsille 7
tonsillaris, e zur Rachen- oder Gaumenmandel gehörend, Mandel- 7*
tonsillitis, idis f. Mandelentzündung 14*
trachea, ae f. Luftröhre 5
trachealis, e zur Luftröhre gehörend, die L. betreffend 5*
tracheobronchialis, e die Luftröhre und Bronchien betreffend, Luftröhren-Bronchien- 5*
tractus, us m. Strang, Leitungsbahn, Zug 9
transversarius, a, um querverlaufend 19*
transversus, a, um querverlaufend 3
trapezoideus, a, um trapezförmig 4
triceps, cipitis dreiköpfig 13
trigeminus, a, um dreifach, dreigeteilt 9
trigonum, i n. dreieckiges Gebilde im Organismus 12
triquetrus, a, um dreieckig, dreiseitig 20
trochanter, eris m. Rollhügel 16
trochantericus, a, um zum großen od. kleinen Rollhügel gehörend, Rollhügel- 16*
trochlea, ae f. Rolle 5
trochlearis, e zur Rolle gehörend, Rollen- 5*

trochoideus, a, um radförmig, Rad- 12
truncus, i m. Stamm, Rumpf 5
tuba, ae f. Trompete, Tube 12; t. auditiva Ohrtrompete 12
tubarius, a, um zur Tube gehörend, Trompeten-, Tuben- 19*
tuber, eris n. Höcker, Vorsprung, Verdickung 13
tubercularis, e knotig, mit Bildung von Tuberkeln einhergehend 4*
tuberculum, i n. kleiner Höcker, Knötchen, Tuberkel 4
tuberositas, atis f. Rauhigkeit, höckrige Stelle, Höcker 13
tumor, oris m. Geschwulst, Gewebswucherung, Tumor 12
tunica, ae f. Haut, Gewebeschicht, Hülle, Tunika 2; t. conjunctiva Bindehaut (des Auges), Konjunktiva 4
turcicus, a, um türkisch, Türken- 6
tussicula, ae f. Hüsteln 6*
tussis, is f. Husten 6
tutus, a, um sicher 22
tympanicus, a, um zur Paukenhöhle gehörend, Paukenhöhlen- 14*
tympanum, i n. Pauke, Trommel 14; cavum tympani Paukenhöhle 14

U

ulna, ae f. Elle 4
ulnaris, e zur Elle gehörend, Ellen- 4*
umbilicus, i m. Nabel 17
unipennatus, a, um einfachgefiedert 3
unus, a, um (ex) einer (von) 3
ureter, eris m. Harnleiter 11
uretericus, a, um zum Harnleiter gehörend 11*
urina, ae f. Harn, Urin 18
urinarius, a, um den Harn betreffend, Harn- 11
usus, us m. Gebrauch, Nutzen 19
ut wie, wie z. B. 3

Sechster Teil: Lateinisch-deutsches Wörterverzeichnis

ut (Konj.) daß, damit 22
uterinus, a, um zur Gebärmutter gehörend, Gebärmutter- 17*
uterus, i m. Gebärmutter 17
uvula, ae f. (Gaumen-) Zäpfchen 7
uvulitis, idis f. Entzündung des Gaumenzäpfchens 14*

V

valgus, a, um x-beinig, krumm 10
vallatus, a, um umwallt 7
vallecula, ae f. kleines Tal, kleine Vertiefung, Furche 18
valva, ae f. Klappe 17
valvula, ae f. (kleine) Klappe 17
valvularis, e die Herz- od. Gefäßklappen betreffend 17*
varius, a, um verschieden 4
varus, a, um o-beinig, auswärts gebogen 10
vas, vasis (Plur.: vasa, orum) n. Gefäß 16
vasculosus, a, um gefäßreich, -haltig, vaskulös 6
vasculum, i n. kleines Gefäß 16*
vel oder 2
vena, ae f. Ader, Vene 2; v. azygos „Vena azygos" (eigtl. unpaarige Vene) 5; v. hemiazygos „Vena hemiazygos" (eigtl. halb unpaarige Vene) 5
venire (ventum) kommen 2
venosus, a, um venenreich, zu einer Vene gehörend 4*
venter, tris m. Bauch 13*
ventralis, e bauchwärts, nach vorn gelegen, an der Bauchwand auftretend, ventral 12
ventricularis, e einen Ventrikel betreffend, zu einem Ventrikel gehörend, Ventrikel- 5*
ventriculus, i m. Magen; Hirn-, Herzkammer, Ventrikel; Tasche 5
venula, ae f. kleine Vene 15*
verbum, i n. Wort; Verbum 5

veritas, atis f. Wahrheit 13*
vermiformis, e wurmförmig, Wurm- 12
vermis, vermis m. Wurm 16*
vertebra, ae f. Wirbel 1
vertebralis, e zum Wirbel gehörend, vertebral, Wirbel- 1
vertere (versum) wenden 17
verus, a, um wahr; echt 15
vesica, ae f. Blase 11
vesicalis, e die Harnblase betreffend, (Harn-) Blasen- 11*
vestibularis, e zum Vorhof gehörend, Vorhof- 11*
vestibulum, i n. Vorhof, Eingang 11
videre (visum) sehen, erkennen 1
vir, viri m. Mann 21
vis (vim, vi) f. Kraft, Gewalt 6
visitare besuchen, besichtigen 2
visus, us m. Gesichtssinn, das Sehen 9
vita, ae f. Leben 18
vitalis, e das Leben betreffend, lebenswichtig, Lebens- 20*
vitreus, a, um gläsern, glasig, Glas- 2
vola, ae f. Hohlhand 12*
volaris, e zur Hohlhand gehörend, volar 12

X

xiphoideus, a, um schwertförmig 17

Z

zona, ae f. Gürtel 16*
zonalis, e zum Gürtel gehörend, gürtelförmig 16
zygomaticofacialis, e Jochbein-Gesichts- 19*
zygomaticoorbitalis, e Jochbein-Augenhöhlen- 9*
zygomaticotemporalis, e Jochbein-Schläfenbein- 19*
zygomaticus, a, um zum Jochbein gehörend, Jochbein- 9

Literaturverzeichnis

1. Ahlheim, Karl-Heinz
   Duden, Wörterbuch medizinischer Fachausdrücke
   Georg Thieme Verlag, Stuttgart 1968
2. Ahrens, Gerhard
   Naturwissenschaftliches und medizinisches Latein
   1.–3. Aufl. bei J. A. Barth, Leipzig; 4. Aufl. bei VEB Verlag Enzyklopädie, Leipzig 1973
3. Alverdes, Kurt, und Bertolini, Rolf
   Grundlagen der Anatomie
   VEB Georg Thieme, Leipzig 1968
4. Dobberstein, J., und Hoffmann, G.
   Vergleichende Anatomie der Haustiere
   S. Hirzel, Leipzig, 2. Aufl. 1961
5. Pschyrembel, Willibald
   Klinisches Wörterbuch
   Walter de Gruyter u. Co., Berlin 1959
6. Schneider, Ilse
   Lingua Latina Medicinalis
   Lateinisches Lehrbuch für Mediziner
   VEB Verlag Enzyklopädie, Leipzig, 4. Aufl. 1970
7. Triepel, Hermann
   Die anatomischen Namen, ihre Ableitung und Aussprache
   27. Aufl. neubearb. und erg. nach PNA v. Herrlinger, R. und J. F. Bergmann, München 1965
8. Voss, Hermann, und Herrlinger, Robert
   Taschenbuch der Anatomie I–III
   VEB Gustav Fischer Verlag, Jena 1969
9. Waldeyer, Anton
   Anatomie des Menschen I–II
   Walter de Gruyter u. Co., Berlin 1965
10. Werner, Fritz Clemens
    Wortelemente lateinisch-griechischer Fachausdrücke in den biologischen Wissenschaften
    VEB Max Niemeyer Verlag, Halle 1968
11. Werner, Fritz Clemens
    Benennung der Organismen und Organe nach Größe, Form, Farbe und anderen Merkmalen
    VEB Max Niemeyer Verlag, Halle 1970
12. Zetkin, Max, und Schaldach, Herbert
    Wörterbuch der Medizin
    VEB Verlag Volk und Gesundheit, Berlin 1968

Verzeichnis der benutzten Wörterbücher

Allgemeinsprachliche Wörterbücher
1. The Oxford English Dictionary, Oxford 1933
2. Langenscheidts Enzyklopädisches Wörterbuch Englisch-Deutsch, Berlin 1968
3. Littré, Dictionnaire de la Langue Française, Paris 1956ff.
4. Langenscheidts Großwörterbuch Französisch-Deutsch, Berlin 1968

Medizinische Wörterbücher
1. Lejeune/Bunjes, Englisch-Deutsches Wörterbuch für Ärzte, Stuttgart 1963
2. Stedman's Medical Dictionary, Baltimore 1961
3. Multanuvsky-Ivanova, English-Russian Medical Dictionary, Moskau 1958
4. Larousse médical, Paris 1952
5. Schlegelmilch/Machnik, Medizinisches Wörterbuch Französisch-Deutsch, Leipzig 1968

Mehrsprachige Wörterbücher
1. Arnaudov, Terminologia medica polyglotta, Sofia 1964
2. Clairville, Dictionnaire polyglotte des Termes médicaux, Paris 1950
3. Elsevier's Medical Dictionary in Five Languages, Amsterdam, London, New York 1964
4. Veillon, Medizinisches Wörterbuch, Bern und Stuttgart 1964